핏블리

운동 자세교정
전략집

유튜브 댓글로 보는
핏블리 자세교정의 힘

김*대 와 선생님!! 저 굉장히 오랫동안 허리가 아파서 디스크 판정도 받고, 그 통증이 허벅지를 타고 내려와 무릎, 그리고 최근 정강이까지 내려와서 고생하고 허리에 침만 몇 달 맞았는데, 방금 영상 보면서 장요근 대충 눌러보니까 너무 아파서 테니스공 장요근에 받치고 몇 분 엎드리고 일어났더니 허리에서 정강이 까지 내려오는 통증이 사라졌습니다!!! 진심 놀라서 댓글 씁니다! 이걸 왜 이제 안 거지! 와 이거 진짜 너무 신기하다.

으아오* 방금 벤치프레스하면서 머릿속에 그려졌던 물음표들이 다 해결됐습니다... 결 그려주신 거 너무 좋아요 상부 하부 영상도 너무 기대됩니다

miki kon* 완전 신기.. 런지 할 때 허벅지만 터질 것 같았는데 이거 보고 잠깐만 런지 해도 엉덩이 자극이 오네요 열심히 해서 엉짱 될게요!!!!

SERI_IRE* 진짜 전문가의 피드백 받고 영상 제작해주셔서 감사해요:) 젊은 나이에 터진 디스크에 수술했는데 정말 오랜만에 보는 도움 되는 영상이었습니다. 앞으로도 좋은 영상 부탁드립니다.

서동* 트레이닝하는 방법 보면 매번 감탄합니다. 어중간한 지식으로는 절대 설명할 수 없는… 진짜 공부 많이 해서 잘 알고 잘 풀어 주는 게 느껴지는 전문가 오브 전문가 ㅜㅜ 문석기 사랑해 ♥

빛보다빠른주* 와, 정말 알기 쉽게 잘 알려주시네요. 올바른 방법과 함께 사람들이 틀리게 할 수 있는 예상 오답까지 보여주시니까 이상하게 하지 않고 잘 따라 할 수 있는 것 같습니다. 좋은 정보 감사합니다. ^^

Mi* 모든 영상내용 이보다 우수한 영상은없는듯 인정인정인정킹정

sod* 체형교정 공부하고있는중인데 헷갈리는 부분이있던중에 영상 딱 보니 확실히 이해가 가네요 :) 감사합니다.

Brian Le* 언제나 좋은 영상 감사합니다! 핏블리님 영상 보고 운동생리학이랑 해부학 관심 생겨서 개강 전까지 독학하고 있습니다!

윤수탱Soota* 우와 턱을 당기고 해야하는구나.. 제가 허리가 아팠던 이유가 있었네요 좋은 정보 감사합니다

정다* 와우 이런 걸 얘기해주시다니! 제가 후반 경사여서 무릎이랑 허리가 안 좋았었어요~자세를 바르게 고치고 힙 운동을 했더니 허리도 덜 아프고 엉덩이도 조금씩 근육이 붙는 듯 하하~~^^♡♡

브로컬리 하* 지금까지 본 전방경사 후방경사 설명 중 가장 잘 이해 됐어요~~ 좋은 영상 감사합니다. 교정 컨텐츠 기대할께요 ~~!!!

난토* 지금까지 오리 궁둥이로 알고 있었는데 전방경사 같네요 내 몸에 대해 공부 좀 해야겠어요ㅜㅜ

김유* 진짜 어떻게 가려운 곳만 긁어주듯이 알려주시죠...제가 혼자 스쿼트 하면서 헤맸던 요소가 이 영상에 다 들어있네요 저장해놨다가 두고두고 볼게요!

황은* 제가 딱 대퇴골이 긴 케이스이네요ㅋ 오늘도 많이 배우고 갑니다

긍정맨진성* 좋은 영상 감사합니다^^! 어릴 때 교통사고로 아직 재활 겸 운동 중인데 운동에 관한 지식이나 궁금증 생기면 앞으로 필블리님 영상을 통해 배우겠습니다. 하하 좋아요 와 구독 했어요!

근력운동은 '무겁게' 하는게 아니라
'정확하게' 하는겁니다

Hey what's up guys~! 안녕하세요 핏블리 문석기입니다. 벌써 여덟 번째 책으로 인사를 드리네요. 이번 책에서는 정확한 운동 수행을 위한 자세교정을 자세히 다뤘습니다. 웨이트 트레이닝은 무거운 무게를 다루는 운동이기 때문에 정확한 운동 자세로 운동을 해야 합니다. 특히 많은 사람은 거북목이나 라운드 숄더, 척추 측만증 등 비대칭이 있기 때문에 본인 체형에 맞는 운동 방법으로 하는 게 중요해요. 이 책에서는 본인 자세를 평가하는 방법과 뭉친 근육을 푸는 근막이완 방법, 정확한 웨이트 트레이닝 운동 자세 등을 운동역학적으로 자세히 다뤘습니다. 스쿼트를 할 때 왜 무릎이 아프고 허리가 아픈지, 데드리프트를 하는데 왜 계속 허리가 굽혀지는지 등, 운동할 때 생기는 통증과 원인 및 해결 방법을 책에 담았어요.

늘 제가 강조하듯이 운동은 통증을 참고하는 게 아니라, 통증이 오지 않는 범위에서 운동하셔야 해요. 누군가에게는 맞는 자세가 나에게는 통증을 유발하는 나쁜 자세일 수도 있습니다. 세상에 똑같은 사람은 없듯이 사람마다 각자의 팔, 다리 길이와 근육의 유연성 등 차이가 있기 때문에 본인 몸을 이해하고 거기에 맞는 운동을 하는 게 중요해요. 이 책에서는 여러분이 많이 하는 실수 동작과 통증의 원인을 다뤘고, 자세를 교정하는 방법을 다양한 일러스트와 QR코드를 삽입해 따라 할 수 있는 영상을 삽입했어요. 이 책만 제대로 이해해도 여러분이 운동할 때 생기는 통증을 확실하게 줄일 수 있을 거예요. 특히 이번 책은 물리치료사 면허를 가진 WTPA협회 물리치료사 박수환 선생님과 함께 집필한 만큼 통증 관련해서 전문적으로 다뤘어요. 이 책을 통해 많은 분이 통증의 원인을 이해하고 본인 체형에 맞는 운동과 근막이완 및 스트레칭하셨으면 좋겠습니다. 늘 핏블리와 함께해 주시는 108만 구독자님(선배님)께 다시 한번 감사의 말씀을 전합니다.

근막이완 비명소리가 들리는 2022년 7월,

핏블리 문석기

목차

1장. 자세평가와 근막이완의 필요성 · · · 11
나쁜 자세의 문제점 | 운동 중 통증 | 근막구조와 이완의 필요성

2장. 스쿼트 시 통증 이유 · · · 29
스쿼트 동작 분석 | 손상 기전 | 스쿼트 자세교정 및 근막이완

3장. 등 운동 시 통증 이유 - 데드리프트편 · · · 59
데드리프트 동작 분석 | 손상 기전 | 데드리프트 자세교정 및 근막이완

4장. 등 운동 시 통증 이유 - 렛 풀 다운편 · · · 85
렛 풀 다운 동작 분석 | 손상 기전 | 렛 풀 다운 자세교정 및 근막이완

5장. 벤치프레스 시 통증 이유 · · · 111
손상 기전 | 벤치프레스 자세교정 및 근막이완

6장. 어깨 운동 시 통증 이유 · · · 135
어깨뼈-위팔뼈의 리듬 | 손상 기전 | 사이드 레터럴 레이즈 | 회전근개의 역할
어깨운동 자세교정 및 근막이완

7장. 운동 시 허리 통증 이유 · · · 159
허리의 구조 | 코어 근육 약화 | 앉은 자세의 영향 | 자세가 무너지는 과정
호흡 | 가로막 호흡 연습

8장. 코어 활성화 운동 · · · 171
코어 운동

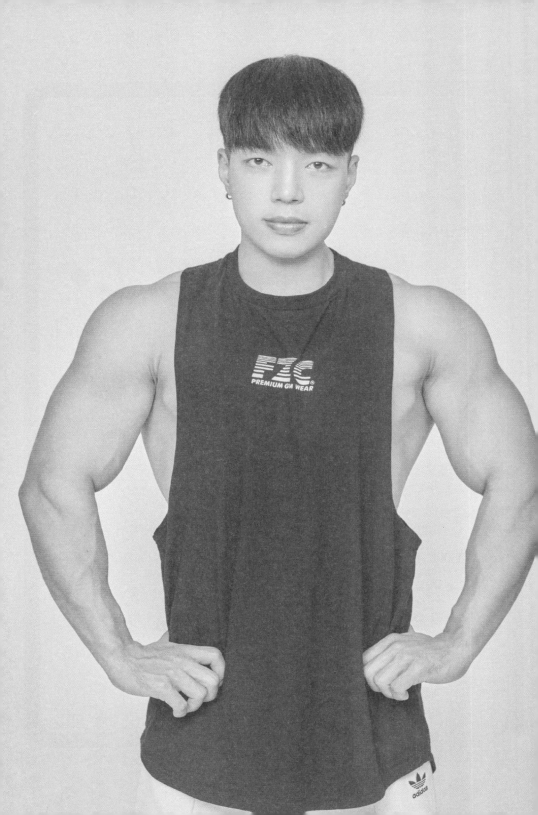

1장

자세평가와 근막이완의 필요성

자세평가와 근막이완의 필요성
올바른 자세와 운동

다들 살면서 "자세 좀 바로 해라", "등이 왜 이렇게 굽었니?" 등등 자세 지적은 한 번씩 받아보셨을 거라 생각합니다. 그럼 바른 자세는 도대체 어떤 자세를 말하는 것일까요?

바른 자세란 우리 몸을 바로 세워주는 근육들과 연골 또는 디스크와 같이 충격에 저항하는 구조물에 최적의 스트레스와 긴장이 주어진 상태로, 신체를 최대한 적은 힘으로 효율적으로 움직일 수 있는 상태를 말합니다. 최소한의 에너지를 사용하여 효율적으로 몸을 지탱할 수 있기 때문에 오랜 시간 신체 활동을 하는데 중요한 역할을 하죠.

이상적인 자세를 가진 사람의 복숭아뼈에서 수직으로 선을 긋는다면 그 수직선은 무릎의 중심에서 약간 앞으로, 엉덩관절의 중심에서 약간 뒤로, 엉치뼈 1~2번 앞을 지나 허리 뼈의 몸통을 통과해서 귓구멍에 도달할 거예요. (그림 1) 이 수직선은 올바른 자세에 중력이 몸에 가해지는 방향을 나타낸 것인데 역학적으로 분석해 보면 바른 자세의 효율성을 찾을 수 있습니다.

무릎(Knee joint)을 예를 들어 설명드리겠습니다. (그림 2) 무릎을 지나는 수

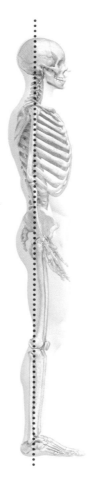

<그림 1>

직선은 무릎 굽힘, 폄이 일어나는 운동 축보다 약간 앞을 지나게 됩니다. 그럼 이상적으로 서 있는 자세에서는 항상 무릎이 폄(Knee extension) 되려는 힘이 발생하기 때문에 중력에 대항하여 몸을 세우기 위해 무릎 폄을 만드는 넙다리 네갈래근(Quadriceps)의 부담을 덜어줄 수 있습니다. 쉽게 말해 근육이 적은 에너지를 사용하여도 자세를 유지할 수 있도록 만들어 줍니다.

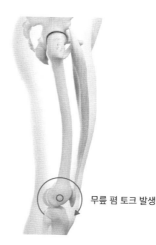

무릎 폄 토크 발생

<그림 2>

　엉덩관절(Hip joint)에서도 비슷한 효율성이 발생합니다. 엉덩관절은 스쿼트나 데드리프트 운동에 필요한 중요한 관절로서 엉덩관절 굴곡, 폄과 힙 힌지(Hip hinge) 동작이 일어나는데 체중이 뒤쪽으로 실리게 되면 엉덩이의 폄이, 체중이 앞을 지나게 되면 엉덩관절의 굽힘이 일어납니다. 이상적인 자세에서 몸을 지나는 중력선을 보면 엉덩관절 뒤를 지나고 있습니다. 즉, 엉덩관절 폄 동작을 만드는 엉덩이 근육들의 개입이 없더라도 엉덩이 폄 힘이 발생하기 때문에 근육들의 부담이 덜어지고 적은 힘으로도 선 자세를 유지할 수 있게 됩니다. (그림 3)

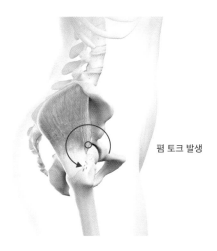

펌 토크 발생

<그림 3>

　　이처럼 바른 자세를 취하는 것은 관절에 최소의 스트레스를 주며 근육의 에너지 사용을 최소한으로 줄여 주기 때문에 과사용으로 인한 조직의 손상 방지와 에너지 소비적인 측면에서 매우 중요한 역할을 합니다. 특히 연골은 잘못된 자세에서 과사용 또는 압박으로 인해 자주 손상 또는 변형되는 구조물인데 다른 조직과 달리 혈액 공급이 원활하지 않아 회복되기 어려운 특징이 있어 자세 문제로 인한 연골 손상이 있다면 반드시 자세 수정을 해야 합니다.

1. 나쁜 자세의 문제점

대표적인 나쁜 자세로는 골반이 앞으로 돌아간 상태에서 허리가 과하게 꺾인 골반 전방 경사 자세(Anterior pelvic tilt)와 골반이 뒤로 돌아간 상태에서 (Posterior pelvic tilt) 배를 내밀고 있는 Sway back 자세 두 가지가 있습니다. 우선 자세 문제 중 높은 비율을 차지하고 있는 전방 경사 자세에 대해 말씀드리겠습니다.

전방 경사

골반 전방 경사 자세는 정상보다 골반이 앞으로 돌아간 자세를 말합니다. 이 자세에서는 골반 앞쪽 부분의 안정성을 담당하는 몸통 앞 코어 근육이 늘어나기 때문에 배가 나오며, 따라서 정상보다 허리가 과하게 젖혀지게 됩니다. 그러면 몸이 뒤로 젖혀지며 체중이 뒤로 이동하는 데 이를 보상하기 위해 등을 앞으로 구부려 무게 중심을 맞추는 보상작용이 일어납니다. 이 자세는 하이힐을 많이 신거나 오랜 좌식 업무로 복부 및 코어 근육이 약해졌을 때 쉽게 발생하는데요 (그림 4) 이상적인 자세와 비교해 보면 허리를 지나던 중력선은 전방 경사 자세에서 더 뒤로 지나가는 것을 볼 수 있어요.

이런 힘의 방향은 이상적인 자세보다 허리 뼈에 과도한 폄을 유발하며 척추뼈 뒤쪽 구조물 사이의 압박을 증가시킴으로써 염증성 질환 또는 척추 사이 공간을 좁게 만들어 신경을 눌러 다리 저림 증상을 발생시킬 수 있습니다. 그리고 과하게 젖혀진 허리 때문에 뒤로 쏠린 무게 중심을 잡기 위해 등이 앞으로 구부러지면서 목이 앞으로 빠지기 때문에 위쪽 흉추부터 아래쪽 목까지 일자로 곧게 펴질 수 있습니다. 이것을 흔히 말하는 일자목이라고 부릅니다. 일자목 자세는 생각보다 목에 많은 부담을 줍니다. 2014년 자세에 따라 목에 가해지는 하중을 조사한 연구에 따르면 바른 자세에서 목에 가해지는 스트레스는 평균 5kg이라고 합니다. 하지만 핸드폰을 보기 위해 앞으로 목을 빼고 15도 고개를 숙이면 목에 12kg의 스트레스가 가해졌고, 30도 고개를 숙일 땐 18kg의 스트레스가 가해졌다고 합니다.

　쉽게 말해서 목이 앞으로 빠질수록 목뼈에 가해지는 스트레스가 2배, 3배로 증가한다는 뜻인데 이 자세가 만성적으로 유지된다면 목뼈에 스트레스 골절 또는 디스크 탈출 등 심각한 문제를 일으킬 수 있어요. 특히 목뼈는 상대적으로 다른 척추뼈에 비해 크기가 작기 때문에 압박에 대한 퇴행성 질환이 다른 뼈에 비해 빠르게 진행될 수 있습니다. 구조적 손상인 퇴행성 질환은 회복하기 어려운 특징이 있기 때문에 자세 문제가 있으신 분들은 하루빨리 자세를 수정하시기 바랍니다.

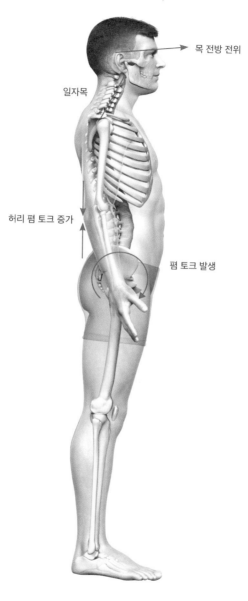

목 전방 전위

일자목

허리 폄 토크 증가

폄 토크 발생

<그림 4>

2. 운동 중 자세 문제로 인한 통증

잘못된 자세가 오랜 시간 지속되어 익숙해지면 우리 뇌는 몸에 익숙한 나쁜 자세를 바른 자세로 생각하게 되고 때문에 본인의 자세가 좋은 자세인지 나쁜 자세인지 인지하기가 힘들어집니다. 나쁜 자세는 몸의 조화로운 움직임을 깨뜨려 비효율적이고 부상 위험이 높은 동작을 만드는데 잘못된 동작을 오랫동안 반복하면 몸은 이 동작을 정상적인 동작으로 인지하게 됩니다. 잘못된 동작이 "패턴화" 된다는 뜻인데, 예를 들어 습관적으로 다리를 꼬는 사람이 스쿼트를 하는 것을 생각해 봅시다. 꼬는 쪽 다리 엉덩이 근육은 반대쪽에 비해 늘어난 위치에 놓입니다. 습관적으로 이 자세가 지속되면 엉덩이가 늘어나 약해지기 때문에 양쪽 엉덩이 근육 근력에 불균형이 발생합니다.

이 상태에서 걷거나 서는 동작을 하면 당연히 엉덩이가 강한 쪽으로 체중 실게 될 것이며 장시간 반복하게 되면 한쪽 다리를 우세하게 쓰는 잘못된 패턴화가 일어나게 될 것입니다. 만약 한쪽 엉덩이 근육을 강하게 쓰는 사람이 스쿼트를 수행한다면, 자연스럽게 운동 중 엉덩이가 강한 쪽 다리로 무게를 싣게 됩니다. 이때 우세하게 쓰이는 다리의 무릎은 높은 부하를 지탱해야 하므로 반대 측보다 퇴행성 질환이 올 가능성이 커집니다. 방금과 같이 높은 부하를 받는 운동 중 자세 문제로 인해 손상을 입는다면 본인의 체중보다 훨씬 많은 부하를 연골이나 인대가 받기 때문에 회복되기 어려운 심각한 손상을 초래할 수 있습니다.

말씀드렸듯이 자세를 수정하려고 해도 본인 자세가 잘못되었다는 인지를 하기 어렵기 때문에 통증의 원인을 찾기가 어렵습니다. 이러한 이유로 운동할 때 거울, 촬영, 타인을 통해 본인 자세를 인지하며 수행하는 것을 추천해 드립니다.

3. 근막의 구조와 이완을 해야 하는 이유

최근 근막이완이라는 단어를 많이 들어보셨을 거예요. 근막이완이란 여러분이 헬스장에서 폼롤러를 이용해 몸을 문지르는 행동을 말하는 것인데요. 근막이완을 하면서도 근막을 왜 풀어야 하는지 그리고 근막이 어떻게 생겼는지 모르는 분들이 많아요. 그래서 간단하게 근막의 구조와 풀어야 하는 이유에 대해 알려 드리겠습니다. 혹시 정육점에 가셨을 때 고기를 손질하는 것을 본 적 있나요? 본 적이 있다면 고기에서 비닐 같은 얇고 질긴 막을 뜯어내는 모습을 봤을 거예요. 고무같이 질긴 막이 바로 근막이에요.

근막은 근육을 둘러싸고 있어요. 이를 통해 근막은 근육을 둘러싸며 근육의 형태를 유지하는 역할을 한다는 것을 유추할 수 있어요. 하지만 근막을 전체적으로 보면 단순히 근육을 큰 덩이로 구분시켜주는 것뿐만 아니라 인접한 근막과 연결되어 다른 근육과도 연결되며 몸 전체를 둘러싸며 연결하는 기능을 합니다. 쉽게 이해하기 위해 줄줄이 소시지를 생각해 볼게요. 줄줄이 소시지는 하나하나 막으로 둘러싸여 있지만 위, 아래 소시지에도 서로 모습을 볼 수 있어요. 이처럼 우리 몸의 근막도 서로 거리가 있을 뿐, 근육을 한 덩이씩 타고 가다 보면 결국 하나로 모습을 볼 수 있어요. 요약하자면 근막은 우리 몸을 전체적으로 둘러싸며 형태를 잡아주는 역할을 한다는 것입니다.

전체적인 모양을 이해했으니 좀 더 자세히 설명드리겠습니다. 근막은 위치에 따라 조금씩 특징이 달라요. 일단 근막은 피부밑에 있는 표층 근막과 근육 위에 있는 심부 근막, 그리고 장기를 매달고 감싸는 내장 근막으로 구분할 수 있는데 우리가 근막이완을 통해 풀고자 하는 부위가 바로 심부 근막이에요. 심부 근막을 좀 더 확대해 보면 거미줄처럼 여러 방향으로 뻗어 있는 것을 볼 수 있어요. 이런 모양으로 인해 근막 안에는 공간이 형성됩니다. 그래서 조직과 조직 사이 신경과 혈관이 지나갈 수 있는 통로를 제공하며 이들을 고정해 주는 받침 역할을 할 수가 있어요. (그림 5)

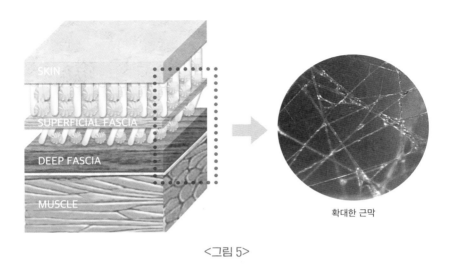

확대한 근막

<그림 5>

그림 5의 오른쪽 사진을 보면 질감이 수분을 머금은 듯 촉촉하고 질긴 느낌을 볼 수 있어요. 근막의 주요성분이 콜라겐과 엘라스틴으로 구성되어 있기 때문인데요, 콜라겐은 화장품 광고에서 많이 들어 보셨을 텐데 수분을 많이 머금을 수 있는 특징이 있어 물풍선처럼 외부로부터 충격을 흡수하는 역할에 용이해요. 근막이 근육에서 미끄러질 수 있는 유동성을 제공하기도 하죠. 엘라스틴도 광고에서 많이 들어 보셨을 텐데 말 그대로 탄력을 제공합니다. 쉽게 말해 근막은 고무줄 같은 성질을 지니고 있기 때문에 늘어났다 줄어들 수 있어 몸의 동작에 맞춰 근육과 함께 늘어나면서 신경, 혈관, 근육 형태를 지지하는 역할을 합니다. 더불어 근막은 소시지처럼 서로 연결되어 있기 때문에 떨어진 근육끼리 연결시켜 줌으로써 야구공을 던지는 동작처럼 기능적인 움직임을 만들어주고 동작의 힘을 증가시킬 수 있습니다.

그럼 이런 중요한 일들을 많이 하는 근막이 어떻게 유착되는지 알려 드리겠습니다. 우선 근육이 어떻게 수축하는지 알 필요가 있어요. 조금 복잡할 수도 있는데 그림 설명과 함께 차근차근 따라오시면 이해하기 쉬울 거예요. 가느다란 근 섬유를 확대해 보면 액틴(Actin)과 마이오신(Myosin)이라는 구조로 이루어진 근절을 볼 수 있어요. 마이오신(Myosin)은 액틴(Actin)과 붙을 수 있는 돌기가 있는데 액틴(Actin)을 둘러싼 트로포미오신(Tropomyosin)이라는 친구가 부착 지점을 덮고 있기 때문에 평소에는 서로 떨어져 있습니다. 근 수축 없이 휴식을 취하고 있는 상태라 생각하시면 돼요. 하지만 뇌에서 근 수축을 위해 전기적 신호를 보내면 전기적 자극이 신경을 타고 내려와 근섬유 바깥에 위치한 근형질 세망에서 칼슘 이온을 내보냅니다.

(그림 6) 방출된 칼슘 이온은 액틴(Actin)을 둘러싸고 있는 트로포미오신

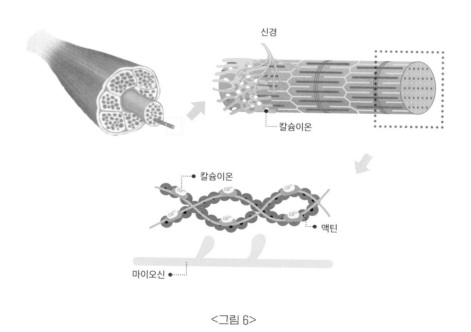

<그림 6>

(Tropomyosin)의 트로포닌(Troponin)에 붙어 트로포미오신(Tropomyosin) 구조에 변화를 주는데 이때 액틴(Actin)에 마이오신(Myosin)이 붙을 수 있는 부착점이 노출됩니다. 그러면 마이오신(Myosin)은 에너지를 사용해 자신의 돌기를 액틴(Actin)에 부착한 후 안쪽으로 미끄러뜨려 근 수축을 발생시킵니다. (그림 7) 어려울 수도 있으니 쉽게 근 수축은 신경을 타고 근육에 자극이 전달되면 칼슘 이온이 분비되어 발생한다 생각하시면 돼요.

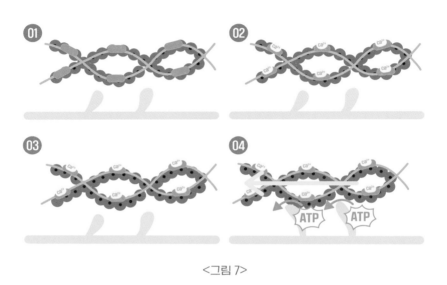

<그림 7>

그럼 방금 말씀드린 수축 기전을 목을 앞으로 빼고 장시간 앉아있는 자세에 대입해 볼게요. (그림 8) 앞으로 빠진 목을 잡기 위해선 목이 떨어지지 않게 상부 등세모근과 어깨 올림근이 계속 수축을 유지해야 합니다. 그럼 근수축을 유지하기 위해 해당 부위 근섬유에 근 수축을 유발하는 칼슘 이온이 계속 쌓이게 돼요. 또한 에너지가 계속 소비되기 때문에 근 섬유에 노폐물과 미세 상처도 계속 쌓이게 됩니다. 충분한 휴식 없이 이런 과정을 반복하면

결국 휴식을 취하더라도 높아진 칼슘 이온 농도 때문에 근섬유가 이완할 수 없게 돼요. 그래서 이 부분은 짧아진 상태로 남아 기능을 제한하고 통증을 일으킵니다. 이 부위를 트리거 포인트(Trigger point)라고 해요.

그럼 수축되어 팽창해진 근 섬유는 자신을 감싸고 있던 근막을 밖으로 밀어내게 되고 근막은 인접한 다른 근막과 서로 압박되어 허혈 즉, 탈수가 발생합니다. 결과적으로 수분이 적어진 근막은 끈적한 상태가 되어 유동성이 떨어지게 됩니다. 결국 인접한 근막과 달라붙으며 마찰이 일어나고 정상적인 근섬유들의 수축을 방해하기 때문에 넓은 범위의 기능 제한을 만들며 근육의 기능을 떨어뜨리게 됩니다. 또한 서로 이어져 있는 근막의 특징 때문에 특정 부위에서 일어난 근막 유착은 다른 부위까지 영향을 끼쳐 운동기능 저하, 몸의 협업 동작을 떨어뜨리게 돼요.

티셔츠를 입고 몸 옆부분을 잡아당겼을 때, 반대편 어깨 쪽 부분이 팽팽하게 늘어나는 것을 생각해 볼게요. 잡아당긴 부분이 근막이 유착된 부분이라면 멀리 떨어진 부위는 문제가 없더라도 팽팽해져 긴장도가 증가하게 되는

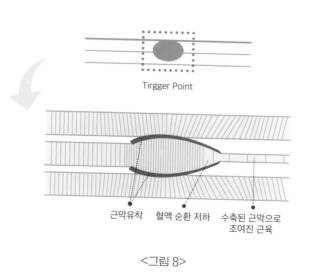

Tirgger Point

근막유착   혈액 순환 저하   수축된 근막으로
조여진 근육

<그림 8>

것을 생각할 수 있어요. 또한 근막은 신경을 감싸고 있기 때문에 근막이 유착되면 움직일 때 신경까지 함께 당기게 되어 저림 같은 신경 관련 증상을 유발할 수도 있어요. 이렇게 근막이 유착되면 한 부위의 문제가 멀리 떨어진 부위에도 영향을 미치며 신경 증상도 유발할 수 있어 운동 수행 능력이 떨어지고 그로 인해 부상의 위험도가 올라갑니다. 그래서 평소 스트레칭 및 근막 이완을 잘 하지 않는 사람이 운동 할 때 잘 다치는 이유이죠. 하지만 너무 걱정하지 않아도 됩니다. 유착된 근막과 짧아진 근육은 마사지 볼, 폼롤러 또는 스트레칭을 통해 다시 부드럽게 만들 수 있기 때문이에요. 그러니 운동할 때 통증이 있거나 가동 범위에 제한이 있는 사람이라면 꼭 운동 전 폼롤러, 마사지 볼, 스트레칭 등 다양한 방법을 이용해 근막을 먼저 풀고 진행하기를 바라요.

요점 정리!

1. 좋은 자세란 최소의 에너지로 중력에 저항할 수 있는 효율적인 상태를 뜻한다.

2. 잘못된 자세와 동작이 반복되면 우리 뇌는 잘못된 것들을 정상적인 상태라 인식하게 된다.

3. 잘못된 동작으로 운동을 반복하면 몸에 스트레스가 축적된다.

4. 스트레스 축적으로 손상되는 인대와 연골들은 회복되기 힘든 조직들이다.

5. 근막 유착이 발생하면 해당 근육뿐만 아니라 멀리 떨어진 부분에도 기능 저하를 유발할 수 있다.

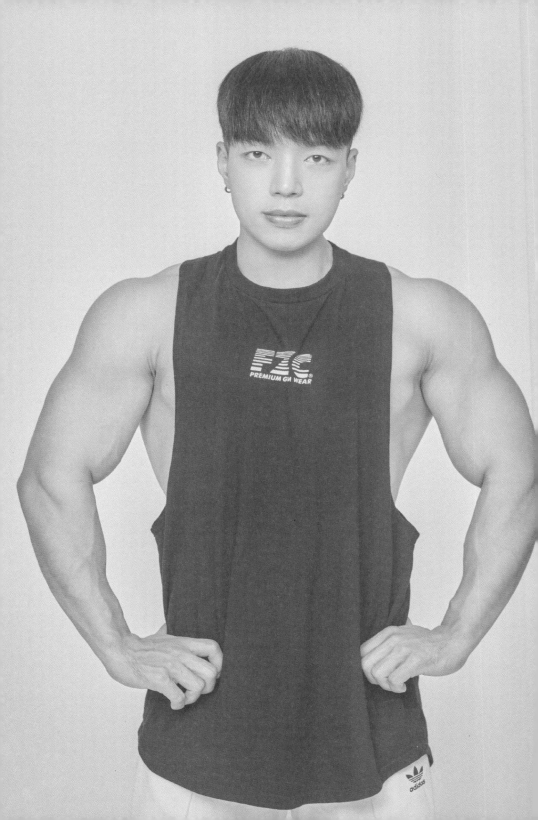

2장

스쿼트 시 통증 이유

스쿼트 시 통증 이유
현대인에게 필수적인 운동

스쿼트는 대표적인 하체 운동으로 허벅지 앞의 넙다리네갈래근, 뒤쪽의 뒤넙다리근 및 엉덩이 근육까지 고르게 훈련할 수 있는 복합 관절 운동입니다. 특히 고중량을 들기 위한 복압과 척추 정렬 유지를 통해 코어 근육까지 같이 훈련할 수 있어 운동이 부족한 현대인들에게 필수적인 운동이라고 할 수 있습니다. 하지만 복합 관절 운동이란 그만큼 여러 근육과 관절의 협응성이 필요한 운동이기 때문에 부상의 위험이 높아요. 먼저 스쿼트 동작을 분석한 후 어떤 손상 기전이 발생할 수 있는지 알려드릴게요.

1. 스쿼트 동작 분석

스쿼트는 대표적으로 바벨의 위치에 따라 백 스쿼트, 프론트 스쿼트가 있으며, 백 스쿼트는 바벨의 높낮이에 따라 하이바와 로우바 스쿼트로 나눌 수 있습니다. 먼저 가장 많이 수행하는 백 스쿼트 동작을 분석해 보겠습니다.

동작 분석은 움직임이 일어나는 관절의 회전 축과 저항(바벨 또는 덤벨)의 무게가 떨어지는 방향만 알고 있으면 이해하기 쉬워요. 좀 더 추가하자면 저항이 향하는 중력 선과 운동이 일어나는 축 사이의 거리를 모멘트 암이라고 하는데 이 거리가 길어질수록 근육은 더 많은 힘을 써야 해요. 예를 들어 덤벨을 든 팔을 앞으로 쭉 뻗었을 때와 팔꿈치를 구부려 몸 근처에 두었을 때 어느 쪽 팔이 더 힘이 드는지 생각하면 이해하기 쉬울 거예요. (그림 9)

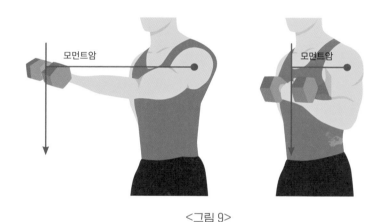

<그림 9>

그럼 운동 축과 저항의 수직선 및 모멘트 암을 하이바 스쿼트 동작에 대입해 볼게요. 목 아래, 등세모근 위쪽에 두고 진행하는 하이바 스쿼트 동작은 옆 모습에서 바벨의 수직선을 그었을 때 바벨 중력선이 무릎과 엉덩관절 운동 축 사이를 지나 발목 관절 운동 축 약간 앞으로 떨어지는 것을 볼 수 있어요. (그림 10) (몸통은 움직임 없이 대나무처럼 꼿꼿하게 운동이 일어나는 관절로 취급하지 않습니다) 먼저 발목은 발목 운동 축보다 바벨의 수직선이 앞에 떨어지기 때문에 발등 굽힘 동작이 일어납니다. 그렇기 때문에 앉았다 일어나기 위해서는 발바닥 굽힘 동작이 필요해요.

발바닥 굽힘 동작을 만드는 근육은 대표적으로 장딴지근육과 가자미 근육이 있으며 이 근육들을 이용해 발목을 펴게 됩니다. 무릎은 무릎 운동 축보다 바벨의 수직선이 뒤로 떨어져 무릎이 굽혀지는 힘을 받고 있습니다. 그렇기 때문에 일어나려면 무릎을 펼 수 있는 힘이 필요해요. 무릎을 펴는 대표적인 근육은 허벅지 앞의 넙다리네갈래근이 있고 이 근육을 이용해 무릎을 펴게 됩니다. 엉덩관절은 엉덩관절 운동 축보다 바벨의 수직선이 앞으로 떨어지기 때문에 엉덩관절 굽힘, 즉 몸통이 앞으로 구부려지는 힘을 받게 됩니다. 그렇기 때문에 일어나기 위해서 엉덩관절을 펼 수 있는 힘이 필요하고 대표적인 엉덩관절 폄 근육인 큰볼기근을 이용해 엉덩이를 펴게 됩니다.

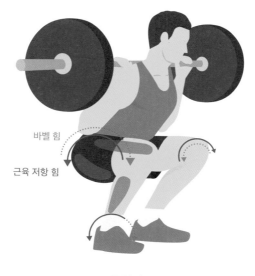

<그림 10>

이렇게 운동 축과 바벨의 중력선을 이용해 동작을 분석하면 운동 중 어떤 근육이 쓰이는지 알 수 있고 잘못된 자세에서 어디에 힘이 더 부하가 되는지 쉽게 알 수 있어요. 예를 들어 백 스쿼트의 하이바 스쿼트와 로우 바 스쿼트를 비교해 볼게요.

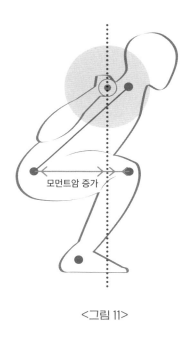

모먼트암 증가

<그림 11>

(그림 11) 로우 바 스쿼트는 바벨을 등세모근보다 좀 더 아래에 두고 진행하는 운동이에요. 만약 하이바 스쿼트에서 바벨의 위치를 로우 바 스쿼트로 옮기게 되면 무게 중심이 뒤로 이동해 넘어질 수 있어요. 그래서 이를 보상하기 위해 로우 바 스쿼트에서는 엉덩이를 들어 상체를 조금 더 앞으로 숙이게 됩니다. 그럼 하이바 스쿼트에 비해 엉덩이 운동 축과 바벨 수직선이 멀어지는 걸 볼 수 있어요. 쉽게 말해 엉덩이 축과 바벨 수직선 사이 거리를 나타내는 모멘트 암이 길어진다는 뜻인데 앞서 말씀드렸던 것처럼 모멘트암의

길이가 길어지면 동작을 만들기 위해 근육의 부하량이 올라가요. 즉, 로우바 스쿼트는 하이바 스쿼트에 비해 앉았다 일어날 때 엉덩이를 펴기 위한 힘이 더 요구된다는 뜻이며 다르게 해석하면 하이바 스쿼트에 비해 엉덩이를 집중적으로 운동할 수 있다는 뜻입니다.

이렇게 간단한 동작 운동을 할 때 어디에 힘이 많이 들어가는지 알 수 있고 이를 이용해 어디 근육을 메인 근육으로 쓸지 결정하거나 또는 어디 근육이 과도하게 사용되는지 알 수 있어요. 그럼 이를 이용하여 스쿼트 시 발생할 수 있는 손상 기전을 풀어보겠습니다.

2. 손상 기전

발의 위치

스쿼트를 할 때 발바닥 위치는 앉을 수 있는 깊이와 무릎의 방향을 결정해 주는 역할을 해요. 특히 스쿼트 깊이를 결정하는 발바닥 사이 너비는 골반뼈 모양에 따라 많이 달라지는데 예를 들어 골반 구조상 다리 사이 너비를 넓게 잡아야 스쿼트를 깊이 할 수 있는 사람이 일반적인 어깨너비로 스쿼트를 진행하면 부족한 깊이를 채우기 위해 상체를 앞으로 숙이게 돼요. (그림 12) 그럼 바벨의 수직선이 발바닥 가운데가 아닌 앞쪽으로 이동하는데 이때 엉덩관절 운동 축과 바벨 수직선 사이 모멘트암의 길이가 매우 길어지게 됩니다.

모멘트암이 길어진다는 건 근육에 가해지는 부하가 높아진다는 뜻인데 이때 부하를 받는 근육이 바로 척추세움근이에요. 왜냐하면 적절한 스쿼트 자세에서 몸통은 수직에 가깝기 때문에 엉덩이와 허벅지를 주된 근육으로 움직임을 만들고 기립근은 체간 안정자 역할로 참여하지만 앞서 말한 잘못된 스쿼트 자세에서는 몸통이 수평에 가까워지면서 앞으로 구부려지는 힘을 받아 척추 세움근이 안정자가 아닌 허리 펌 동작을 만드는 근육으로 참여하기 때문입니다. 그렇기 때문에 맞지 않는 보폭으로 스쿼트를 지속하게 되면 척추 세움근의 긴장도가 높아져 허리 근육통 또는 척추뼈 사이 공간이 좁아져 다리 저림 증상이 발생할 수 있어요. 그러니 스쿼트를 진행하기 전 가동 범위가 많이 나오며 편하게 스쿼트를 할 수 있는 보폭을 찾는 것을 먼저 진행하시기를 추천드립니다.

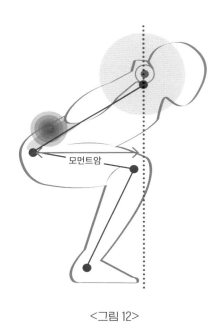

<그림 12>

발목 가동성 제한

발목 가동성 제한은 스쿼트를 할 때 가장 흔하게 볼 수 있는 문제점이에요. 왜냐하면 많은 사람이 오래 앉아 일하므로 종아리 근육이 짧아지기 쉬운 환경에 놓여있기 때문이죠. 특히 전방 경사가 심한 여성분들은 흔히 무릎이 뒤로 빠진 Back knee 자세를 취하는데 이때 발목이 약간 발바닥 굽힘 된 상태이기 때문에 종아리 근육은 짧은 상태가 되어 스쿼트를 할 때 발목 가동성 제한을 만들 수 있어요.

(그림 13) 발목 가동성 제한이 있는 사람은 스쿼트 운동을 할 때 내려오는 동작에서 발목이 더 이상 구부러지지 않기 때문에 가동 범위를 보상하기 위해 허리를 숙이게 됩니다. 그러면 몸에 맞지 않는 보폭을 설정했을 때와 비슷하게 허리를 과도하게 숙이게 되어 몸통이 수평에 가까워지기 때문에 허리를 펴는 근육의 부하량이 높아지게 돼요. (그림 13) 허리 펌 근육은 안정

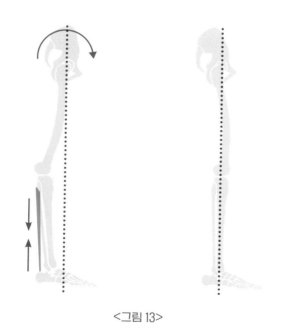

<그림 13>

자 역할이 아닌 허리 폄을 만드는 근육으로 스쿼트 동작에 참여하게 되고 결국 허리뼈 사이 공간을 좁게 만들어 허리 통증 및 다리 저림 같은 신경 질환을 유발할 수 있어요. 그러니 스쿼트를 할 때 허리에 자극이 많이 온다면 먼저 본인 발목 가동성에 문제가 있는지 확인하시기 바랍니다.

골반의 전방 경사

골반 전방 경사는 스쿼트 운동을 할 때 발목만큼 자주 발생하는 문제예요. 골반 전방 경사란 골반이 중립 범위보다 과하게 앞으로 기울여진 상태를 말해요. 이때 골반 전방 경사를 만드는 근육은 골반 앞쪽에서 엉덩관절을 굽혀주는 근육들인데 흔히 장시간 사람에게 많이 발생해요. 앉은 자세에서 엉덩관절 굽힘 근육들은 짧아진 채 오랜 시간 유지되기 때문인데요, 이 근육들이 짧아지면 바로 섰을 때 허리와 골반뼈를 앞으로 전방 경사 자세가 발생하게 됩니다.

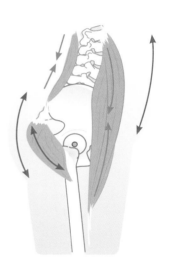

<그림 14>

　좀 더 구체적으로 설명드리면 골반 경사 자세에서는 엉덩관절을 굽혀주는 근육과 허리를 펴는 근육들이 짧아진 채 유지되고 아랫배와 엉덩이가 늘어난 상태가 돼요. (그림 14) 이런 자세를 가진 분들은 신체 전반적으로 마르더라도 아랫배만 튀어나올 가능성이 높죠. 또한 숙였다 일어나는 동작 등 일상생활을 할 때 척추 세움근의 개입도가 높아져 만성적인 허리 통증을 가지고 있을 확률이 높아요. 그럼 전방 경사 자세를 가지고 있으면 스쿼트를 할 때 어떤 문제점이 발생하는지 말씀드리겠습니다.

　첫 번째로 운동을 할 때 엉덩이에 느낌이 잘 오지 않아요. 그림 15와 같이 전방경사 자세에서는 엉덩이 근육이 늘어나 약해진 상태기 때문에 스쿼트를 할 때 엉덩이를 제대로 쓰지 못합니다. 대신 짧아져 긴장도가 높아진 허리와 앞 허벅지를 많이 사용해요. 이런 점은 눈으로 쉽게 확인할 수 있는데 전방경사가 심하신 분들은 스쿼트를 할 때 허리가 과하게 꺾이거나 웨이브를 하는 듯한 모습을 보입니다. 이때 자세를 수정하지 않고 스쿼트를 지속하면 허리뼈 뒤쪽으로 압박 심할 경우 척추뼈가 앞으로 밀려나는 척추 전방 전위증이 발생할 수도 있습니다. (그림 15)

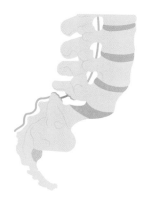

<그림 15>

두 번째 문제로 Back knee가 있습니다. (그림13 왼쪽) Back knee란 무릎이 과하게 꺾여 뒤로 빠진 자세를 말하는 것으로 전방 경사 자세가 장기간 지속될 경우 엉덩관절 굴곡근인 엉덩허리근과 앞 허벅지 근육인 넙다리네갈래근이 짧아져 발생하는 자세입니다. 앞서 골반이 전방 경사된 자세에서 스쿼트를 하면 엉덩이 대신 허리와 앞 허벅지가 많이 사용된다고 말씀드렸어요.

그렇기 때문에 전방 경사 자세에서 스쿼트를 지속하면 앞 허벅지 근육인 넙다리네갈래근이 과활성화되어 Back knee 발생을 촉진할 수 있습니다. Back knee 자세에서는 종아리 근육이 짧아진 위치에 놓여 스쿼트 동작을 제한하는 것뿐만 아니라 짧아진 넙다리네갈래근에 의해 무릎뼈와 넙다리뼈 사이 마찰이 심해져 무릎 통증이 발생할 수 있습니다.

(그림 16) 이때 두 뼈 사이 마찰이 심해지기 때문에 연골이 빨리 닳아 회복하기 힘든 손상을 입을 수 있어요. 뒤로 빠진 무릎으로 인해 무릎 뒤쪽의 비 수축성 구조물들이 늘어나 무릎 뒤쪽 또는 종아리로 통증이 올 수도 있습니다. 그러니 스쿼트뿐만 아니라 평소에도 무릎 통증이 있다면 먼저 본인이 Back knee 자세를 취하고 있는 것은 아닌지 확인해 보시기 바랍니다.

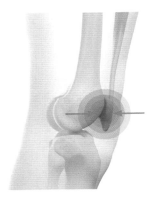

<그림 16>

벗 윙크 (Butt wink)

스쿼트를 하다 보면 내려가는 마지막 지점에서 허리가 구부러지며 골반이 뒤로 말리는 동작(골반 후방 경사)이 나와요. 이걸 벗 윙크(Butt wink)라고 부릅니다. (그림 17) Butt wink는 스쿼트를 할 때 골반 중립 자세(앞, 뒤 어디로든 기울어지지 않은 자세)를 유지할 수 없어 발생하는 동작인데 이것의 원인으로는 골반 후방 경사를 만드는 근육들이 짧아진 유연성 문제일 수도 있고 척추 중립을 유지하는 코어 근육의 약화 문제일 수도 있습니다. "자연스럽게 골반에서 일어나는 동작이다.", 또 어떤 사람은 "절대 일어나서는 안 되는 동작이다" 등등 의견이 분분한데 분명한 것은 스쿼트 중 골반이 눈에 띄게 말리면 허리 부상의 위험이 높아진다는 것입니다. 특히 디스크 탈출 가능성이 커지는데 한 논문에 따르면 선 상태에서 디스크 3, 4번에 가해지는 압력을 100%라고 했을 때 몸을 곧게 펴고 앉았을 때는 압력이 140%, 앞으로 숙여 앉았을 때는 최고로 높은 190%까지 증가하는 것을 확인했습니다.

 스쿼트를 할 때는 더욱더 높은 부하가 허리에 가해지기 때문에 허리 통증 및 디스크 탈출의 위험을 증가시킬 수 있어요. 특히 고중량 스쿼트에서 벗 윙크가 발생한다면 디스크가 튀어나올 뿐만 아니라 척추 뒤쪽 인대들이 늘어나 만성적인 허리 불안정성을 유발할 수 있습니다. 만약 본인이나 본인이 가르치는 회원이 스쿼트를 할 때 벗 윙크가 발생한다면 어떤 원인으로 발생하는지 확인한 후 꼭 수정해 주시기 바랍니다.

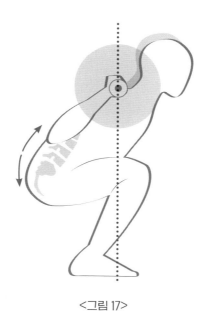

<그림 17>

요점 정리!

1. 어떤 관절과 근육이 우선으로 사용되는지는 움직임이 발생하는 운동 축(관절 축)과 무게의 중력 선과의 거리에 따라 정해진다.

2. 스쿼트를 할 때 발 너비는 개인에 따라 달라지기 때문에 정량화해서는 안 된다.

3. 발목의 가동성 제한은 스쿼트를 할 때 상체를 숙이게 만든다.

4. 골반 전방경사는 무릎 통증, 허리 통증을 만들 수 있다.

5. 골반 후방경사는 척추에 가해지는 스트레스를 늘리고 뒤쪽 구조물에 손상을 입힐 수 있다.

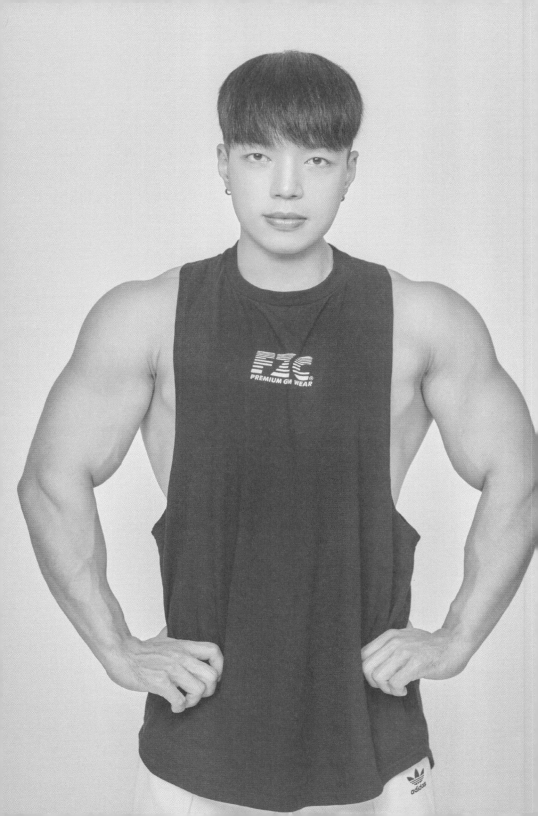

스쿼트 자세교정 및 근막이완

스쿼트 자세교정 및 근막이완
올바른 스쿼트를 위해

1. 손상 기전 중재

발의 위치

우선 최적의 발 너비를 찾는 방법을 알려 드리기 전에 골반뼈에 대한 이해가
필요합니다. 1장에서 본인 몸에 맞지 않는 발 너비로 스쿼트를 하면 앉을 수
있는 가동 범위가 제한될 수도 있다고 말씀드렸어요. 운동 방향에 영향을 미
치는 관절면이 생각보다 사람마다 편차가 크기 때문입니다.

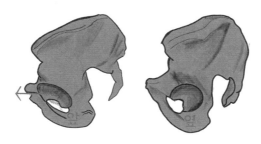

<그림 18>

그림을 보시면 두 개의 골반뼈를 볼 수 있어요. (그림 18) 두 개의 골반은 전체적으로 비슷하나 넙다리뼈가 들어가는 움푹 파인 구멍의 방향에서 차이가 있습니다. 이 구멍의 위치에 따라 스쿼트를 할 때 발바닥 사이 너비가 달라져요. 예를 들어 왼쪽 골반은 오른쪽 골반에 비해 움푹 파인 구멍이 상대적으로 비스듬히 앞을 바라보고 있습니다. 이런 골반의 모양은 앞쪽으로 넙다리뼈가 구부러질 수 있는 공간이 많이 확보되기 때문에 넙다리뼈 굴곡 동작에 유리한 위치를 가질 수 있어요.

결과적으로 스쿼트를 할 때 다리를 넓게 벌리지 않아도 깊게 수행할 수 있죠. 하지만 오른쪽 골반은 넙다리뼈가 들어가는 엉덩관절 패임이 바깥을 향하기 때문에 스쿼트처럼 엉덩관절을 접는 동작을 하기 위해서는 왼쪽 골반 모양보다 다리를 넓게 벌리고 진행해야 합니다. 이 외에도 엉덩관절 패임의 깊이, 넙다리뼈 골두의 방향, 넙다리뼈 염전 각도 등 스쿼트 깊이에 영향을 미치는 다양한 요소가 있어요. 이렇게 사람마다 다양한 뼈 모양을 가지고 있기 때문에 스쿼트를 할 때 발 사이 너비를 어깨너비로 고정해버리면 스쿼트 중 부상이 발생할 수 있습니다. 그럼 본인에게 맞는 최적의 너비를 찾는 간단한 방법을 알려드릴게요. 바벨이 고정된 상태에서 수직으로 움직일 수 있도록 스미스 머신에서 진행하는 것을 추천드립니다.

① 발을 약간 바깥으로 돌려 어깨너비로 벌린 후 배꼽을 등에 붙인다는 느낌으로 복압을 잡아주세요.
② 바벨 무게가 발바닥 가운데 실리도록 발바닥을 위치시킵니다.
③ 발 너비와 발끝 방향을 조금씩 벌리며 엉덩이를 내렸을 때 벗 윙크가 발생하지 않는 내에서 가장 깊이 앉을 수 있는 편한 너비를 찾아주세요.

이 방법은 스쿼트를 진행하기 전 본인에게 적합한 보폭과 벗 윙크 발생 지점을 통해 자신의 가동 범위 한계를 확인할 수 있어 유용한 스쿼트 자세 수정 방법입니다.

발목 가동성 검사 (Knee to Wall Test)

발목 움직임 제한이 의심된다면 발목의 가동성을 확인하기 위해서 먼저 간단한 검사를 할 필요가 있어요. 정상적인 스쿼트를 하기 위해서는 발끝이 벽에서부터 12~14cm정도 떨어질 수 있는 종아리의 유연성이 필요하다고 합니다. 만약 이 이상 거리가 나오지 않는다면 달리기나 스쿼트 등 활동적인 운동을 하기에 발목 가동성이 적합하지 않다는 뜻이니 운동 전 종아리에 근막이완 및 스트레칭을 먼저 진행하길 추천드립니다.

① 발끝을 벽을 향해 정면으로 붙이고 런지 자세를 취해 무릎을 꿇고 체간은 정면을 바라봅니다.
② 무릎도 벽에 붙이되 발바닥 방향과 일치시킵니다.
③ 자세를 유지한 채 발끝을 벽에서 점점 떨어뜨립니다.
④ 무릎 또는 뒤꿈치가 뜨지 않고 버틸 수 있는 최대한의 거리를 측정합니다.

종아리 근막이완

가동성 제한이 확인되었다면 종아리 근육 근막이완 방법을 배워 볼게요.

① 다리를 뻗어 꼬고 앉은 자세에서 종아리 밑에 폼롤러를 두고 위, 아래로
   움직이며 전체적으로 30초간 풀어줍니다.
② 통증이 심한 곳은 통증이 절반 정도 줄어들 때까지 위에 다리로 지그시
   눌러 압박해 줍니다.
③ 통증이 줄어들었다면 압박한 상태에서 발바닥 굽힘, 발등 굽힘을 천천히
   진행하여 통증이 절반 정도 줄어들 때까지 더 깊이 풀어줍니다.
④ 전체적으로 3세트 진행해 주세요.

종아리 스트레칭

근막이완이 끝났다면 스트레칭을 진행해 주세요. 스쿼트를 할 때 발목 가동성
을 제한하는 근육은 장딴지근육과 가자미근육이 있는데 이 스트레칭은 두 근
육의 발목 근처 부위를 집중적으로 늘릴 수 있어 추천하는 스트레칭이에요.

① 벽이나 스텝박스에 스트레칭을 진행할 발을 걸칩니다.
② 무릎을 편 상태로 가능한 범위까지 천천히 몸을 앞으로 이동합니다.
③ 심호흡 하며 30초간 늘려준 후 점진적으로 가동범위를 늘리며 5회
   진행합니다.
④ 종아리 밑 부분을 집중적으로 늘리고 싶다면 무릎을 살짝 구부린 상태로
   진행하세요.

2. 골반의 전방 경사

골반의 전방 경사를 교정하기 위해 제일 처음 확인해야 할 것은 본인이 정말 전방 경사를 가졌는지 확인하는 것입니다. 흔히 골반 전방 경사를 측정하는 방법으로 골반 앞쪽에 튀어나온 돌기(ASIS)와 뒤쪽에 튀어나온 돌기(PSIS)를 연결했을 때 나타나는 선이 수평면과 이루는 각도를 측정하는 방법이 있어요. (그림 23) 하지만 한 연구에 따르면 30명의 사체의 골반을 이 방법으로 측정했을 때 골반의 모양에 따라 0도에서 23도까지 편차가 심하게 나타나기 때문에 이 검사 방법은 신뢰도가 떨어진다 해요. 그래서 우리는 실질적으로 골반 전방 경사를 만드는 근육들의 길이 검사를 통해 기능적으로 이 사람이 전방 경사가 있는지 없는지 평가해 볼 거예요.

장요근 길이 검사 (Modified Thomas Test)

골반 전방 경사를 만드는 대표적인 근육들은 엉덩허리근, 넙다리곧은근이 있으며 부수적으로 넙다리근막긴장근이 있습니다. 이 세 가지 엉덩관절 굽힘 근들을 쉽게 확인할 수 있는 토마스 테스트를 알려드리겠습니다.

① 테이블 끝에 편하게 앉아줍니다.
② 한쪽 무릎을 감싸 가슴 쪽으로 당겨줍니다. 이때 엉덩관절이 120도 이상 굽히되 몸통이 말릴 정도로 구부려서는 안됩니다.
③ 무릎을 가슴 쪽으로 당긴 상태에서 뒤로 편하게 누워 줍니다.
④ 반대쪽 다리의 변화를 확인합니다. .

반대쪽 다리 엉덩관절과 무릎이 굽힌 채 허벅지가 바닥에서 떠 있다면 엉덩허리근의 단축을 의심할 수 있어요. 반대쪽 다리가 바닥에 닿아 있으나 무릎이 100도 이상 폄 된다면 넙다리곧은근의 단축을 의심할 수 있습니다. 반대쪽 허벅지 뒤쪽이 닿지 않고 무릎도 펴진다면 엉덩허리근, 넙다리곧은근 모두 단축됨을 의심할 수 있어요. 만약 허벅지 뒤가 뜨며 바깥으로 벌어진다면 골반 외측에 있는 넙다리근막긴장근의 단축을 의심할 수 있습니다. 만약 검사에서 엉덩관절 굽힘근들의 짧아짐이 확인되었다면 엉덩허리근, 넙다리곧은근에 대해 근막이완 및 스트레칭을 진행해 줍니다.

근막이완

(1) 엉덩허리근 (장요근)

먼저 엉덩허리근에 대해 근막이완 및 스트레칭을 진행해 보겠습니다. 엉덩허리근은 심부에 있으므로 항상 심호흡을 하며 천천히 풀어주서야 합니다.

> ① 손가락을 배꼽 옆으로 쓸었을 때 움푹 들어가는 부위에 마사지 볼을 두고 엎드려 줍니다.
> ② 체중을 실어 엉덩허리근에 압력을 준 상태에서 심호흡 하며 통증이 절반 정도 줄어들 때까지 지그시 풀어주세요.
> ③ 위에서 아래 방향으로 위치를 이동하며 전체적으로 3회~5회 진행합니다.

(2) 넙다리곧은근 (대퇴직근)

① 엎드린 상태에서 허벅지 앞쪽에 폼롤러를 둡니다.
② 다리를 꼬고 허벅지 앞, 안쪽, 바깥쪽까지 위, 아래로 움직이며 전체적으로 30초간 풀어줍니다.
③ 가장 아픈 지점을 찾아 통증이 절반 정도 줄어들 때까지 지그시 압박해 주세요.
④ 통증이 줄어들었을 때 지그시 압박한 상태에서 다리를 구부렸다 펴면 좀 더 깊이 풀 수 있습니다.
⑤ 위에서 아래 방향으로 위치를 이동하며 전체적으로 3~5회 진행합니다.

스트레칭

(1) 엉덩허리근 (장요근)

① 런지 자세처럼 한쪽 다리는 앞으로 내밀어 무릎을 꿇은 반 무릎 자세에서 상체는 허리가 꺾이지 않게 곧게 펴줍니다.
② 허리가 꺾이지 않게 배꼽을 등으로 붙인다는 느낌으로 복압을 잡은 후 몸통을 앞으로 이동시켜 엉덩허리근을 늘려줍니다.
③ 30초 5~8회 반복하며 점진적으로 더 많이 늘려주세요. 주의점은 몸통이 앞으로 이동할 때 허리가 꺾인다면 장요근이 제대로 이완되지 않기 때문에 몸통을 곧게 세우고 복압이 절대 풀리지 말아야 합니다.

(2) 넙다리곧은근 (대퇴직근)

① 런지 자세처럼 한쪽 다리를 앞으로 내밀어 반 무릎 자세에서 상체가 꺾이지 않게 곧게 펴줍니다.
② 발목을 한 손으로 잡아 무릎을 구부려주거나 스탭박스에 올려줍니다.
③ 허리가 꺾이지 않게 배꼽을 등으로 붙인다는 느낌으로 복압을 잡은 후 몸통을 앞으로 이동시켜 넙다리곧은근(대퇴직근)을 늘려줍니다.
④ 30초 5~8회 반복하며 점진적으로 더 많이 늘려주세요. 주의점은 몸통이 앞으로 이동할 때 허리가 꺾이면 넙다리곧은근(대퇴직근)이 제대로 이완 되지 않기 때문에 몸통을 곧게 세우고 복압이 절대 풀리지 말아야 합니다.

3. 벗윙크 (Butt wink)

벗 윙크 발생하는 원인은 조직이 잘 늘어나지 않아 발생하는 가동성의 문제와 골반과 허리의 중립 자세를 유지하는 능력이 떨어져 발생하는 안정성의 문제가 있다고 말씀드렸어요. 그럼 가동성의 문제와 안정성의 문제를 검사하고 해결 방법을 알려드리겠습니다.

가동성의 문제 테스트

① 고양이 자세에서 벽에 스쿼트 너비로 발바닥을 붙여주세요.
② 스쿼트를 하듯 발 사이로 엉덩이를 내려주세요.
③ 5회 정도 반복하고 골반이 뒤쪽으로 기울어지는지 확인하세요.

만약 무릎 높이에 도달하기 이전에 골반이 뒤로 말린다면 발목이나 엉덩관절 펌 또는 엉덩관절 모음근에 가동성 제한을 의심할 수 있어요. 발목 관절 관리법은 말씀드렸기 때문에 엉덩관절 관리법을 알려드리겠습니다.

가동성 문제 관리법

(1) 엉덩이 스트레칭

① 천장을 보고 무릎을 구부린 상태로 편하게 누워줍니다.
② 스트레칭할 엉덩이를 반대쪽 무릎 위에 양반다리 모양으로 올려줍니다.
③ 바닥을 지지하고 있는 쪽 무릎 뒤로 손깍지를 낍니다.
④ 꼬리뼈가 바닥에서 떨어지지 않게 약간 바닥을 누르는 힘을 준 상태에서 몸쪽으로 다리를 끌어당깁니다.
⑤ 30초간 늘려주며 5~8회 반복하며 점진적으로 가동성을 늘려주세요.

(2) 개구리 스트레칭 (엉덩관절 모음근 스트레칭 및 허리 안정성 강화)

① 네발기기 자세(고양이 자세)에서 다리와 무릎을 스쿼트 하듯 자세를 잡아줍니다.
② 배꼽을 척추에 붙인다는 느낌으로 복압을 잡아줍니다.
③ 허리에 움직임이 일어나지 않게 정렬을 유지한 채 숨을 내쉬며 최대한 엉덩이를 발바닥 방향으로 내려줍니다. 5~10초간 유지 후 돌아옵니다.
④ 허벅지 안쪽의 당김을 느끼며 점진적으로 가동 범위를 늘리면서 10회 3세트 진행합니다.

안정성 문제 테스트

카운터 밸런스 스쿼트는 코어 근육 동원을 증가시키고 무게가 앞으로 이동하기 때문에 앉는 동작에서 몸에 거짓 안정감을 줘요. 그래서 골반과 척추의 안정성이 떨어지는 사람이 이 스쿼트를 한다면 벗 윙크가 개선되는 모습을 볼 수 있습니다. 이 테스트에서 벗 윙크가 개선되었다면 골반과 척추의 안정성 부족을 의심할 수 있어요. 그럼 스쿼트 안정성을 기르는 방법을 알려드릴게요.

(1) 카운터 밸런스 스쿼트

① 적절한 발 너비로 맨몸 스쿼트를 5회 진행하여 어느 높이에서 벗 윙크가 일어나는지 확인합니다.
② 카운터 밸런스 스쿼트를 진행하여 벗 윙크가 호전되는지 관찰합니다.

안정성 문제 관리법

① 스쿼트 렉 기둥을 잡고 스쿼트 시작 자세를 잡습니다. 이때 거울을 통해 옆모습을 볼 수 있으면 더욱더 좋습니다.
② 배꼽을 등에 붙여 복압을 잡은 상태로 벗 윙크가 일어나는 지점까지 천천히 내려갑니다.
③ 벗 윙크가 일어나는 지점 전에 정지하여 5~10초간 골반과 척추 중립을 유지합니다.
④ 10회 3세트 정도 진행하며 내려가는 범위를 점진적으로 늘려줍니다.

이번 강의는 스쿼트를 할 때 발생할 수 있는 손상 기전에 대해 관리하는 방법을 배워봤어요. 사실 스쿼트는 고중량으로 진행하는 운동 중 하나이기 때문에 위와 같은 문제 있다면 몸에 퇴행성 질환을 매우 빠르게 진행시킬 수 있습니다. 그러니 스쿼트를 할 때 통증이나 가동성의 제한이 있다면 항상 먼저 자세를 수정한 후 운동을 진행해 주세요.

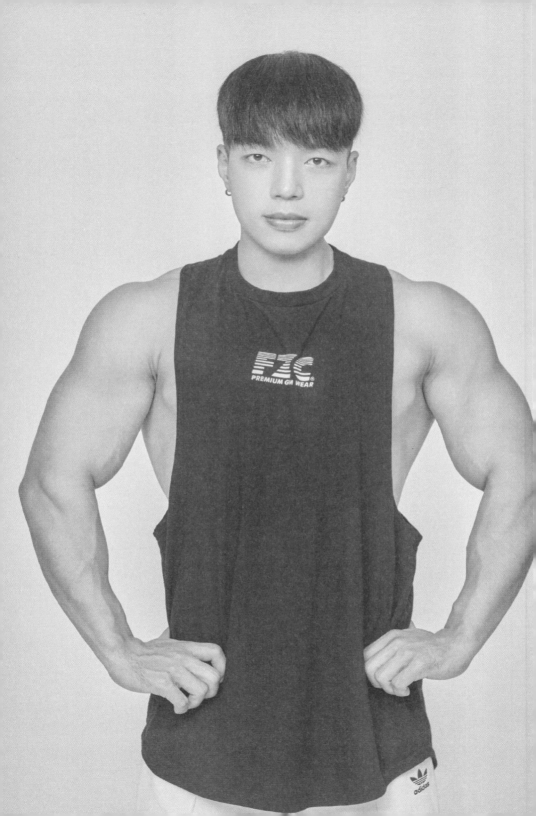

3장

등 운동 시 통증 이유

데드리프트

등 운동 시 통증 이유
데드리프트

데드리프트는 숙인 자세에서 바벨을 들어 올리는 운동으로 우리가 일상생활에서 무거운 물건을 들어 올리는 동작과 비슷합니다. 그렇기 때문에 높은 데드리프트 수행 능력은 일상생활의 신체 건강과 밀접한 관계를 갖습니다. 하지만 데드리프트는 밑에서부터 종아리 근육, 넙다리뒤근, 엉덩이 근육, 척추세움근, 넓은등근, 등세모근 등 전반적인 후면 사슬 근육들이 참여하는 복합 다관절 운동으로, 스쿼트와 비슷하게 여러 근육과 관절의 협응이 필요하기 때문에 잘못된 자세로 진행하게 되면 부상의 위험이 높은 운동입니다.

1. 데드리프트 동작 분석

데드리프트 자세는 대표적으로 기본적인 자세라고 할 수 있는 컨벤셔널 데드리프트와 무릎을 펴고 진행하는 스트레이트 레그 데드리프트, 무릎을 약간 구부려 진행하는 루마니안 데드리프트, 넓은 다리 사이 너비로 진행하는 스모 데드리프트가 있습니다. (그림 19) 자세마다 공통점은 몸의 후면 사슬 근육들의 참여가 높다는 것이며 차이점은 컨센셔널 데드리프트와 스모 데드리프트는 무릎의 가동 범위가 다른 데드리프트 자세에 비해 크기 때문에 허벅지 앞쪽 근육의 개입이 높다는 것입니다. 반대로 스트레이트 레그 데드리프트와 루마니안 데드리프트는 상대적으로 엉덩관절의 움직임이 크기 때문에 엉덩이 근육과 허벅지 뒤쪽 근육인 뒤넙다리 근육의 개입이 높습니다.

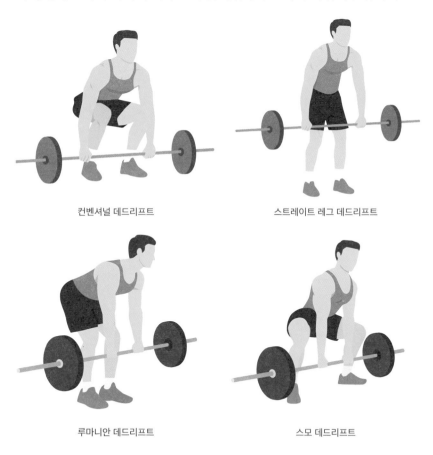

컨벤셔널 데드리프트   스트레이트 레그 데드리프트

루마니안 데드리프트   스모 데드리프트

<그림 19>

이 책에서는 정석 자세인 컨벤셔널 데드리프트를 기준으로 설명드리겠습니다. (그림 20) 데드리프트는 사진에서 보는 것과 같이 정강이가 바닥과 거의 수직을 이루고 척추를 중립 상태로 유지한 상태에서 무릎과 엉덩관절을 사용해 바벨을 들어 올립니다. 이때 바벨의 중력 선은 어깨 약간 뒤, 무릎 앞 또는 무릎 중앙을 통과해 발바닥 중앙을 지나가는데 운동 축과 바벨의 중력 선까지 모멘트암을 측정해보면(운동 축과 바벨 중력 선까지의 거리) 엉덩관절에서부터 바벨 중력 선까지 길이가 가장 길기 때문에 허리 폄과 엉덩관절 폄을 만드는 척추세움근, 엉덩이 근육, 햄스트링이 주된 근육으로 사용된다는 것을 알 수 있습니다. 추가로 어깨 관절 운동 축이 바벨의 중력 선과 떨어져 있기 때문에 어깨가 굴곡되려는 모멘트암이 형성되는데(바벨이 발바닥 중앙에서 앞으로 이동하려는 힘) 이는 넓은등근의 팔을 몸 뒤로 보내려는 힘으로 상쇄됩니다. (암풀다운 동작을 생각해 보세요) 그럼 데드리프트 중 흔히 발생할 수 있는 몇 가지 손상 기전에 대해 말씀드릴게요.

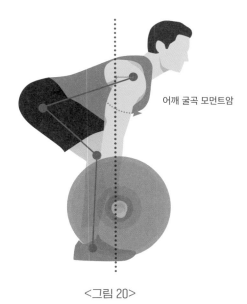

어깨 굴곡 모먼트암

<그림 20>

2. 손상 기전
바벨과의 거리
앞서 운동을 수행하기 위해 근육이 만들어야 하는 힘은 운동 축과 저항 점과 거리가 멀수록 증가한다고 말씀드렸어요. 그래서 특정 목적이 아니라면 운동을 안전하고 효율적으로 하기 위해 저항을(덤벨 또는 바벨) 운동 축 가까이 가져와야 합니다. 하지만 많은 분이 데드리프트를 할 때 바벨을 최대한 몸쪽으로 가져오지 않고 운동 축에서 멀리 떨어뜨려서 진행합니다. 이때 어떤 일이 발생하는지 예를 들어 설명해 드릴게요. (그림 21)

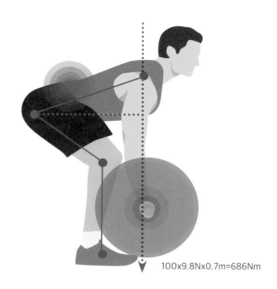

100x9.8Nx0.7m=686Nm

<그림 21>

100kg의 중량 데드리프트를 할 때 이상적인 자세에서 100kg의 바벨 중력선과 엉덩관절의 운동 축의 거리가 50cm라 가정한다면 바벨을 들어 올리기 위해 필요한 후면사슬의 힘은 490Nm(100kg X 9.8m/s X 0.5m)입니다.

하지만 바벨 정렬이 제대로 되지 않아 데드리프트가 발바닥 중앙에서 20cm 앞에서 시작할 경우 바벨을 들기 위한 데드리프트 폄 힘은 686Nm가 요구됩니다. 약 30% 정도 힘의 요구량이 증가하는데요 실제로는 바벨이 앞으로 이동하면서 기본자세보다 허리를 더 많이 숙이기 때문에 30%보다 더 많은 부하가 가해질 것입니다.

정리하자면 데드리프트 시 바벨이 운동 축과 멀어지면 몸을 펴는 근육, 특히 척추세움근의 부하량이 증가하기 때문에 허리 부상의 위험이 높아진다는 뜻입니다. 척추세움근이 무리하게 사용되면 근육의 긴장도가 올라가 허리 근육통을 유발하는데 추가로 척추뼈 사이 압력도 높아지기 때문에 디스크가 탈출로 인한 다리 저림을 유발할 수도 있습니다. 그러니 데드리프트를 할 때 바벨이 몸에서 떨어지지 않도록 주의해야 합니다.

허리의 구부러짐

데드리프트를 할 때 허리가 말리지 않도록 주의하라는 말을 들어 보셨을 거예요. 쉽게 생각해 보면 허리 뒤쪽 공간이 늘어나기 때문에 당연히 디스크 탈출의 위험이 커지고 과하게 늘어난 근육은 손상을 받을 수 있기 때문에 허리를 말면 안 되는 것을 유추할 수 있어요. 하지만 데드리프트를 할 때 허리가 말리면 방금 말한 것보다 훨씬 심각한 부상을 입을 수 있습니다. 사진을 보며 척추에 가해지는 힘을 분석하며 설명해 드릴게요.

데드리프트를 할 때 허리뼈는 전단력이라는 힘을 받습니다. 전단력이란 쉽게 설명하자면 상자 두 개가 쌓여 있을 때 밑에 상자를 고정한 후 위쪽 박스를 밀었을 때 발생하는 미끄러지는 힘인데 데드리프트 운동에서는 바벨과 몸통 위쪽의 무게로 요추 4번이 5번 위에서 미끄러지려는 전단력이 발생합니다. (그림 22) 하지만 다행히 척추세움근(척추기립근)이 이를 상쇄하는 힘을 만들어 주기 때문에 부상 없이 운동할 수 있어요.

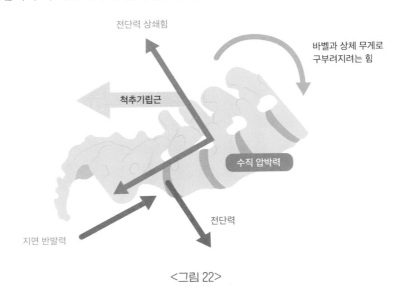

<그림 22>

　그럼 척추가 중립 자세를 잃고 둥글게 말리면 어떻게 될까요? 척추 관련 전문가인 Mcgill 박사의 척추세움근의 전기적 활동을 분석한 연구에 따르면 데드리프트 시 허리가 둥글게 말릴 때 척추세움근의 활성도가 떨어지고 그로 인해 운동에 저항하기 위해 인대에 의해 생성된 지지력을 사용한다고 해요. 즉 허리 기립근의 힘이 떨어지니 저항을 인대로 버틴다는 뜻입니다. 하지만 여기서 문제가 발생해요. 인대는 척추세움근과 다른 방향으로 척추를 잡아주기 때문입니다. (그림23) 그림과 같이 인대가 잡아주는 힘을 분해하면 수직 압박력과 수직 전단력으로 나누어집니다. 즉 인대로 지탱할 때는 척추의 수직 전단력이 증가한다는 뜻이에요. 결국 고중량 데드리프트 시 허리가 말리게 되면 척추의 수직 전단력이 증가하고 이 힘은 척추뼈가 앞으로 밀려나는 척추전방전위증 또는 지속적인 스트레스로 척추가 골절되어 앞으로 빠져나오는 척추분리증, 디스크 등 다양한 손상을 유발할 수 있어요. 여기서 항상

기억해야 할 요점은 손상당한 구조물들은 모두 회복되기 힘든 조직이라는 것
이에요. 그러니 여러분들이 데드리프트를 할 때 허리가 둥글게 말린다면 무
게를 낮추거나 척추 중립을 유지하는 연습부터 하시길 추천해 드려요.

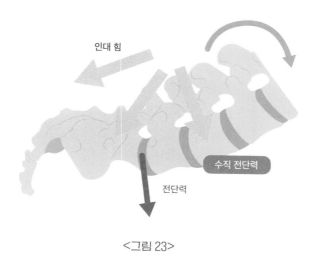

인대 힘

수직 전단력

전단력

<그림 23>

추가로 척추세움근은 단순히 전단력을 막아주는 것뿐만 아니라 동시에 척
추를 밑으로 압박하는 힘도 만들어요. 이는 척주세움근 힘의 방향을 분해하
면 전단력을 막아주는 힘과 척추를 밑으로 누르는 힘으로 분리되는 것을 보
면 확인할 수 있어요. (그림 23) 이 수직 압력은 작용 반작용 법칙에 의해 땅
이 몸을 밀어내는 지면에서 올라오는 힘과 함께 척추뼈 사이 공간을 좁히게
되는데요 앞서 바벨이 발바닥 중앙보다 떨어진 상태에서 데드리프트를 시작
하면 척추세움근이 부담해야 하는 운동량이 늘어난다고 말씀드렸어요. 즉,
척추가 말리지 않더라도 바벨이 몸에서 멀어지면 척추세움근의 수직 압박력
이 커지기 때문에 부상 위험이 높아질 수 있으니 주의해야 합니다.

허리의 과신전

데드리프트 운동에 사용되는 주된 근육으로 엉덩이 근육과 척추세움근이 있어요. 하지만 두 근육은 수축 방법에서 차이가 있습니다. 엉덩이근육은 숙이고 일어서는 과정에서 활발히 늘어나고 짧아지는 수축하는 반면 척추 세움근들은 척추 중립(구부러지거나 펴지지 않은 중간 상태)을 유지하기 위해 길이 변화가 거의 없는 근 수축 움직임을 보여준다는 것이에요. 쉽게 말하자면 엉덩이가 움직임을 만드는 역할을 한다면 척추세움근은 허리를 보호하는 역할에 가까운 운동을 한다는 뜻이에요.

하지만 엉덩이 근력이 충분하지 않다면 데드리프트를 수행하기 위해서 주변 근육들이 엉덩이 근육이 만들어야 하는 운동 범위까지 부담하게 됩니다. 이때 엉덩이 근육 대신 척추 세움근들이 허리를 펴는 동작, 즉 허리를 보호하는 역할이 아닌 움직임을 만드는 근수축을 하게 됩니다. 여기서 "허리를 숙이고 젖힐 때처럼 평소에도 허리에서 움직임이 많이 일어나는데 무엇이 문제냐?"라고 생각할 수 있어요. 그래서 추가적인 정보를 붙이자면 사실 심부 기립근을 포함한 코어 근육은 팔, 다리 등 사지의 움직임이 일어나기 전에 먼저 몸통을 단단히 고정하기 위해 수축을 한다는 것입니다.

코어 근육은 복대처럼 몸통을 둘러싸고 있는 근육으로 팔, 다리가 움직이기 전에 먼저 몸통을 잡아 안전하게 움직임이 일어날 수 있게 만들어줘요. 코어의 활성화 정도는 사지에 걸리는 무게에 따라 증가할 수 있는데 예를 들어 신체의 무게만 이용한 요가나 필라테스 같은 운동을 할 땐 몸통을 고정하되 움직임이 어느 정도 일어날 수 있도록 허리 움직임이 허용될 수 있습니다. 하지만 등에 무거운 짐을 메거나 스쿼트를 할 때는 코어는 부상을 줄이기 위해 보다 단단하게 체간을 고정하게 되고 결과적으로 허리가 고정된 상태에서 팔, 다리의 움직임을 만들 거예요.

이 개념을 대입해 보면 데드리프트를 할 때 허리 펴이 발생한다면 무거운 물건을 들어 올리는 동작에서 허리가 안정적으로 고정이 되지 못한 상태에서 움직임이 발생한다는 뜻이기 때문에 허리 부상을 입을 확률이 높다는 뜻이 됩니다.

실제로 2020년도에 데드리프트를 할 때 허리 척추뼈 위치에 따라 근육에 걸리는 부하량을 연구한 논문에 따르면 허리가 둥글게 말렸을 때보다 과하게 폄 될 때 더 높은 수직 전단력이 발생한다고 해요. 이러한 이유로 데드리프트를 할 때 허리가 먼저 수축하고 엉덩이가 움직이는 웨이브를 타는듯한 리듬이 있거나 허리가 과하게 꺾여 있다면 가벼운 무게에서 충분히 자세를 수정한 후 진행하시기 추천해 드립니다.

복압

스쿼트나 데드리프트 같은 리프팅 운동을 할 때 "숨을 크게 들이마시고 숨을 참고 배에 힘을 꽉 주세요"라는 말을 들어 보신 적이 있을 거예요. 이 말은 복압을 형성하라는 뜻인데 복압이 어떤 기능을 하며 복압이 낮아지면 어떤 손상 위험이 있는지 알아볼게요. 우리가 고중량 스쿼트나 데드리프트를 할 때 복압을 잡기 위해 이용하는 호흡을 발살바(Valsalva) 혹은 브레이싱(Bracing)이라고 해요. 누군가가 본인의 배를 때린다 생각해 보세요. 자동으로 "흡" 하며 숨을 들이마시고 배에 힘을 주게 되겠죠. 그림을 참고하여 좀 더 구체적으로 호흡의 원리를 알려드릴게요.

우리 몸통을 옆에서 봤을 때 직사각형을 이루는 구조물들이 있어요. 이 면들을 근육으로 표현하자면 윗면은 배가로근, 밑면은 골반가로막, 앞면은 배곧은근, 뒷면은 척추세움근, 옆면은 배가로근으로 나타낼 수 있습니다. 이 탄력 있는 벽으로 둘러싸인 사각형 안에 공기를 빵빵하게 집어넣으면 어떻게 될까요? 아마 풍선처럼 부풀어 오르게 될 거예요. 그럼 우리가 복식 호흡할 때처럼 배가 부풀었다 줄었다 하는 모습을 보일 거예요. 하지만 바람을 넣은 상태에서

이 근육들을 수축시키면 압축된 공기들이 밖으로 빠져나가기 위해 몸통 바깥쪽으로 근육을 밀어내는 힘을 만들게 돼요. (그림 24)

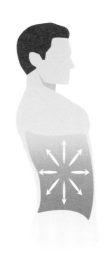

쉽게 말해 빠져나가지 못한 공기들이 모든 방향에 대해 저항하는 힘을 만드는데 이걸 복압이라고 해요. (그림은 비유일 뿐 실제로 배에 공기가 차는 것이 아니라 공기를 마실 때 가로막이 수축하며 내려오면서 압력이 전달되는 것입니다) 그럼 이렇게 형성된 복압을 데드리프트 자세에 대입해 볼게요. 앞서 데드리프트를 할 때 허리 척추뼈에는 척추뼈끼리 미끄러지는 전단력과 구부러지는 힘이 가해진다고 말씀드

<그림 24>

렸어요. 이 상황에서 복압을 형성하면 척추 앞에 탄탄한 풍선이 생깁니다. 이 풍선은 밑에서 척추를 받쳐주는 역할을 하게 되는데요 그 결과 허리뼈에 가해지는 전단력과 구부러짐을 감소시킬 수 있어요. (그림 25)

특히 이 복압은 중량이 올라갈수록 허리에 가해지는 스트레스들이 증가하기 때문에 중요도가 높아집니다. 만약 고중량 데드리프트 시 복압을 제대로 잡지 않으면 척추가 심한 전단력과 구부러지는 하중을 받게 될 것이고 이것은 척추 세움근 참여도를 높여 더욱더 척추뼈에 강한 수직 압력을 만들 거예요. 결국 높아진 수직 압력은 척추뼈에 압박 스트레스 골절 또는 디스크 탈출 같은 부상의 위험을 높이게 됩니다. 그러니 항상 스쿼트나 데드리프트 같은 고중량 리프팅 운동을 할 때는 적절한 복압을 형성하여 척추에 부담을 덜어주셔야 합니다. 하지만 이 복압도 운동 수행 능력 최대치의 무게에 다가가면 부족할 수 있어요. 그런 분들은 리프팅 벨트를 사용하여 부족한 복압을 채워 주시기를 추천해 드려요.

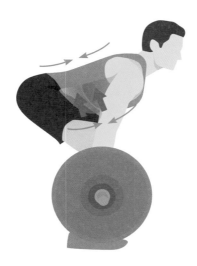

<그림 25>

1. 데드리프트를 할 때 주된 동작이 발생하는 관절은 엉덩관절, 무릎관절, 어깨관절이다.

2. 데드리프트를 할 때 동작에 참여하는 주된 근육으로는 엉덩이, 햄스트링, 척추세움근, 넓은등근, 중간 등세모근이 있다.

3. 데드리프트를 할 때 바벨이 발바닥 가운데에서 벗어날수록 허리의 부담이 커진다.

4. 데드리프트를 할 때 허리 척추뼈에서는 전단력이 발생한다.

5. 복압은 허리를 받쳐주는 역할을 한다.

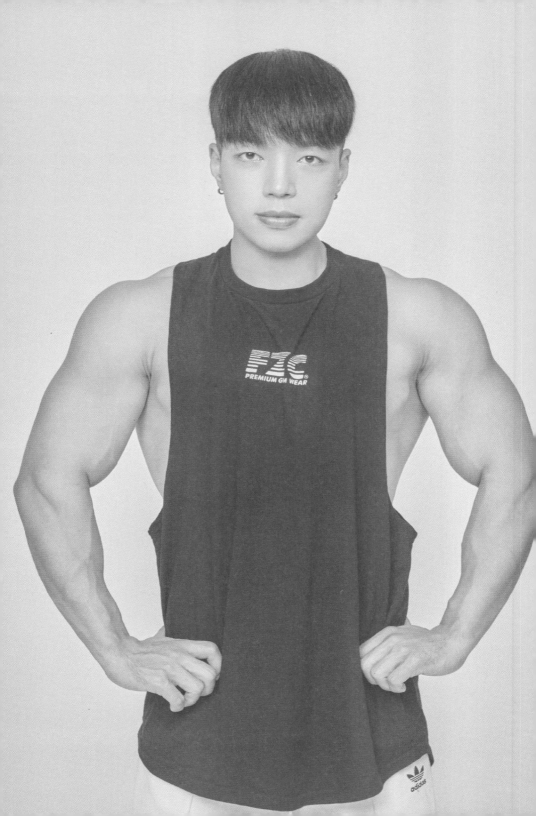

데드리프트 자세교정 및 근막이완

데드리프트 자세교정 및 근막이완
올바른 데드리프트를 위해

1. 손상 기전 중재

바벨과의 거리

데드리프트를 할 때 바벨이 몸에서 떨어지지 않으려면 넓은등근과 등세모근의 긴장을 유지하는 것이 중요합니다. 자세히 설명해 드리면 넓은등근은 데드리프트를 할 때 Arm pull down 운동처럼 어깨에서 발생하는 팔 굽힘에 저항하여 바벨을 몸 가까이에 당기는 역할을 하며 등세모근은 바벨 무게에 저항하여 등이 구부러지지 않게 고정하는 역할을 하기 때문이죠. 하지만 데드리프트를 할 때 중량이 높아질수록 몸통과 엉덩이 근육 수축을 조절하는 데 신경을 많이 쓰기 때문에 넓은등근과 등세모근의 긴장 유지를 놓치기 쉬워요. 그래서 데드리프트를 할 때 넓은등근과 등세모근 사용을 쉽게 연습할 수 있는 방법을 알려드릴게요.

이 방법에서 세라 밴드는 항상 바벨을 앞과 밑 방향으로 잡아당기는 저항을 주기 때문에 넓은등근과 등세모근의 긴장감을 계속 유지해 데드리프트를 할 때 바벨이 몸에서 멀어지는 자세를 고치는 데 매우 유용해요. 이 습관을 고치면 부상의 위험을 줄일 수 있을 뿐만 아니라 자세 수정을 통해 역학적으로 더 무거운 무게를 들어 올릴 수 있으니 꼭 연습해 보시기 바랍니다.

① 약한 강도의 세라밴드를 양쪽 렉 기둥에 묶어줍니다.
② 그리고 세라밴드를 양쪽 손으로 잡아줍니다.
③ 마지막으로 바벨을 뒤로 빼 세라 밴드가 충분히 늘어난 상태에서 데드리프트를 진행합니다.
④ 이때 세라밴드 저항에 대항하여 넓은등근과 등세모근의 긴장감을 놓치지 않도록 집중하세요.

허리의 구부러짐

데드리프트를 할 때 허리가 구부러지면 척추뼈와 인대에 심한 손상을 받을 수 있다고 말씀드렸어요. 원인으로는 크게 두 가지를 말씀드릴 수 있는데 첫 번째는 척추 중립을 유지하는 능력의 부족(척추가 구부러지거나 펴지지 않도록), 두 번째는 햄스트링의 뻣뻣함입니다. 쉽게 말해 안정성의 문제와 가동성의 문제로 나뉜다는 뜻인데 안정성의 문제는 뒤에서 다시 다룰 예정이기 때문에 이번 장에서는 햄스트링의 가동성을 확인하는 검사법과 효과적인 스트레칭 방법을 알려드릴게요.

정상적인 뒤넙다리근육(햄스트링) 범위는 80~90도입니다. 만약, 80도에서 90도까지 펴지지 않는다면 뒤넙다리근육(햄스트링)의 짧아짐을 의심할 수 있습니다. 뒤넙다리근육의 짧아짐을 확인하셨다면 다음 단계를 진행해 주세요.

(1) 뒤넙다리근육 (Hamstring) 유연성 테스트

① 편하게 천장을 보고 허리가 바닥에서 떨어지지 않도록 배꼽을 위로 끌어 당기는 느낌으로 하복부에 힘을 준 상태로 누워줍니다.
② 검사할 다리를 무릎 90도, 엉덩관절 90도 상태로 구부려 주세요.
③ 손깍지나 수건을 이용해 검사 다리 무릎 뒤쪽을 받쳐준 후 가능한 범위 까지 다리를 펴줍니다. 이때 엉덩관절은 90도 굽힘을 유지합니다.

(2) 뒤넙다리근육 (Hamstring) 근막이완

햄스트링 근막이완 방법을 설명하기 전 먼저 대략적인 근육의 생김새를 설명해 드릴게요. 햄스트링은 좌우 두 갈래씩, 네 갈래의 근육 다발로 구성되어 있으며 의 자에 앉았을 때 닿는 뼈인 궁둥뼈 결절에 붙어 밑으로 내려가 무릎 뒤쪽 안과 바깥 쪽으로 붙어요. (그림 26) 그래서 근막이 완을 할 때 위에서 아래로 움직이되 허벅 지 안쪽과 바깥쪽으로 넓게 풀어줘야 합

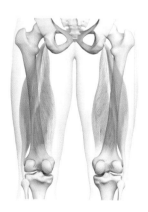

<그림 26>

니다. 추가로 햄스트링을 풀 땐 깊이 압박할 수 있는 마사지 볼을 사용하는 것을 추천해 드려요.

① 먼저 허벅지 밑에 마사지 볼을 두고 앉아주세요.

② 앉은 자세에서 좌우, 위아래로 움직이며 30초 동안 풀어줍니다.

③ 통증이 심한 위치는 두 팔로 허벅지를 밑으로 지그시 눌러 통증이 절반 정도 줄어들 때까지 압박하여 풀어줍니다.

④ 압박 후 무릎을 구부렸다 펴주면 통증이 심한 부분을 더 깊이 풀어줄 수 있어요. 부위를 옮기며 3~5회 진행해 주세요.

(3) 뒤넙다리근육 (Hamstring) 스트레칭

뒤넙다리근육 (Hamstring) 근막이완이 끝났다면 스트레칭을 연계해 주세요. 뒤넙다리근 스트레칭을 할 때 무릎을 완전히 편 상태에서 진행하면 무릎이 반대로 꺾이는 힘을 받아 무릎 뒤쪽 구조물이 압박당하거나 과하게 늘어나 다칠 수 있으니 무릎은 항상 약간 구부려서 진행해 주시길 바랍니다.

① 척추 정렬을 바르게 한 상태에서 무릎을 꿇고 앉아줍니다.

② 늘리고자 하는 다리를 앞으로 뻗어줍니다. 무릎은 완전히 펴지 말고 살짝 구부린 상태를 유지해 주세요.

③ 허리가 말리지 않게 척추 정렬을 유지하며 팬티 라인만 접히도록 하여 앞으로 숙여줍니다.

④ 30초 정도 늘리며 5~8회 반복합니다.

3. 허리의 과신전

앞장에서 데드리프트를 할 때 허리가 과하게 꺾이는 손상 기전을 말씀드렸어요. 이때 허리가 과하게 꺾이는 경우는 엉덩이가 약해서 발생할 수도 있지만 복압이 약해서 발생할 수도 있어요. 그래서 두 가지를 구분할 필요가 있습니다. 특히 오래 앉아있는 생활로 엉덩이가 약해졌을 가능성이 높기 때문에 엉덩이 근력을 검사하는 방법과 효과적인 엉덩이 운동법을 알려드릴게요.

(1) 엉덩이 근육 근력 검사

이 검사를 할 때 건강한 엉덩이 근육을 가진 사람은 전체적으로 균등하게 힘이 들어오거나 엉덩이에 가장 힘이 많이 들어올 거예요. 하지만 엉덩이가 약한 사람은 허리의 통증 또는 햄스트링이 과하게 긴장되는 것을 느낄 수 있을 거예요. 만약 엉덩이 근력의 약화가 확인되었다면 바로 다음 운동을 진행해 주세요.

① 바닥에 엎드려 눕습니다.
② 검사할 다리의 무릎을 90도 구부려 주세요. 이때 발목은 천장을 향합니다.
③ 천장 방향으로 10cm 정도 수직으로 다리를 들어 올립니다.
④ 10초간 유지하며 5회 반복합니다. 이때 허리, 엉덩이, 햄스트링 중 어디에 가장 힘이 많이 들어오는지 확인하세요.

(2) 엉덩이 근육 활성화 운동

엉덩이 근력이 약할 땐 저항보다는 먼저 근육을 활성화하는 과정이 필요해요.

① 벤치에 골반이 걸치게 엎드려 누워 줍니다.
② 팔로 벤치를 잡아 상체를 고정해줍니다.
③ 골반 앞쪽으로 벤치 바닥을 눌러주세요. 그러면 아랫배에 힘이 들어와 허리가 과하게 꺾이는 것을 막아줄 수 있어요.
④ 이 상태에서 앞서 진행한 테스트처럼 무릎을 90도 구부린 채 최대한 엉덩이 근육 수축에 집중하며 다리를 10cm 정도 올려주세요. 만약 허리나 허벅지 뒤쪽에 힘이 들어온다면 다리를 들어 올리는 높이를 낮춰주세요.
⑤ 20회 3세트 진행하되 운동 중 허리나 햄스트링에 뻐근함 또는 통증이 느껴지면 충분히 휴식 후 다시 진행해 주세요.

(3) 허리 근막이완

허리의 폄 동작은 척추세움근이 주된 근육으로 작용하는데 이 근육은 안에서부터 가시근(극근), 가장긴근(최장근), 엉덩갈비근(장늑근) 총 세 개의 근육으로 구성되어 있어요. 이 친구들은 데드리프트를 잘못 수행하거나 무리하게 진행했을 때 과 사용되어 허리 통증을 만들게 되는데요 이 친구들을 풀 수 있는 간단한 근막이완 방법을 알려드릴게요.

척추세움근 근막이완

척추세움근은 옷을 벗었을 때 허리 가운데 움푹 팬 곳 양옆으로 튀어나온 근육인데 찾기 힘들다면 엎드린 상태에서 상체를 위로 신전하면 쉽게 찾을 수 있을 거예요. 이 근육 무리는 허리에만 붙어 있는 것이 아니라 목까지 뻗어 있기 때문에 넓은 범위로 풀어주는 걸 추천해 드려요.

① 마사지 볼을 허리뼈 가운데 놓은 후 밖으로 굴렸을 때 볼록 튀어나온 부분에 둡니다.
② 천장을 바라보고 무릎을 구부린 상태로 누워줍니다.
③ 꼬리뼈가 바닥에 닿지 않도록 살짝 들어 올린 상태에서 위, 아래 또는 좌, 우로 굴리며 통증이 절반 정도 줄어들 때까지 풀어줍니다. 위로 이동하며 넓게 풀어주세요.
④ 가장 아픈 지점은 압박 상태에서 해당 다리를 들어 올렸다 내리면 더 깊게 풀어줄 수 있습니다.

4. 복압

복압은 스쿼트, 데드리프트 같은 리프팅 운동에서 중요한 안전장치 역할을 하는데 복압 잡는 방법을 어려워하시는 분들이 많아요. 그 이유로 대부분 복압을 잡기 위해 필요한 복식 호흡(가로막 호흡)을 제대로 하지 못하고 흉식 호흡(가슴 호흡)을 하기 때문입니다. 그래서 누워서 복식 호흡과 복압 잡는 것을 연습할 수 있는 쉬운 방법을 알려드리겠습니다.

추가로 데드리프트 또는 스쿼트를 수행할 때 바벨을 들어 올리는 자세에서 복압을 잡기 위해 전체적으로 근육이 수축하면 혈압을 일시적으로 높일 수 있어요. 그럼 운동 중 잠깐 어지러움을 느끼거나 현기증으로 넘어질 수 있습니다. 만약 데드리프트를 할 때 복압 때문에 어지러움을 느낀다면 리프팅을 할 때 가장 힘든 지점(고착점)에서 압력밥솥에서 바람이 빠져나가듯 천천히 숨을 뱉어 보세요. 그럼 수월하게 데드리프트를 진행할 수 있을 거예요.

① 천장을 보고 편하게 누워 주세요.

② 배가 앞, 뒤로 부풀어 오른다는 느낌으로 천천히 3초 정도 코로 숨을 마셔서 배에 바람을 80% 정도 채워 넣습니다.

③ 바람을 채워 넣고 숨을 참은 상태에서 4초 동안 본인의 힘의 10~30% 정도로 배꼽을 등에 붙이는 힘, 소변을 참는 힘, 항문을 수축하는 힘, 꼬리뼈로 살짝 바닥을 누르는 힘을 줍니다.

④ 복압의 긴장감을 유지하며 5초간 숨을 뱉고 다시 배로 숨을 들이마십니다.

⑤ 5회 정도 진행하며 휴식 후 동작이 익숙해질 때까지 반복해 주세요.

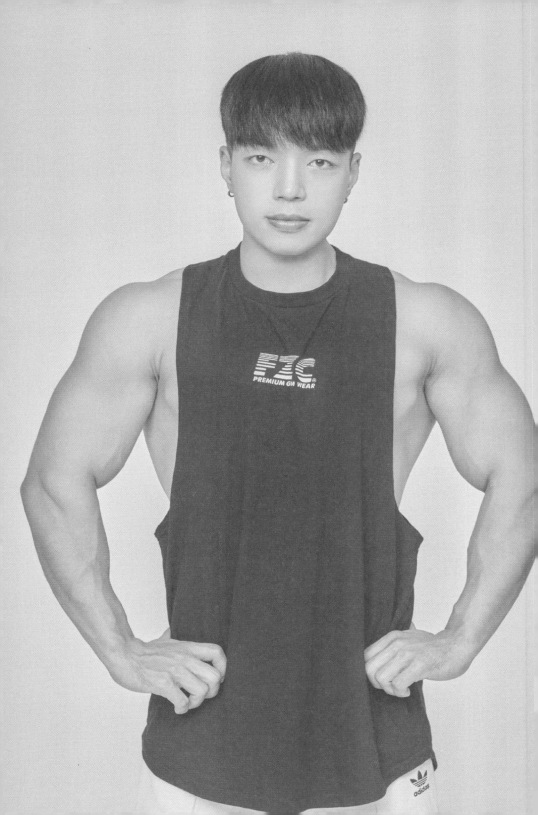

4장

등 운동 시 통증 이유
렛 풀 다운

등 운동 시 통증 이유

렛 풀 다운

렛 풀 다운은 넓은등근을 뜻하는 Latissimus dorsi의 줄임말인 Lat과 끌어내
린다는 뜻의 Pull down이 합쳐져서 만들어진 용어로 해석하자면 넓은등근으
로 끌어당긴다는 뜻이에요. 여기서 넓은등근을 주된 근육으로 쓰는 운동이
라는 것을 알 수 있어요. 넓은등근은 엉덩이 위쪽 능선 및 등허리 쪽에서 시
작해 어깨뼈 아래쪽을 통해 팔의 안쪽에 붙어 있는데요 수축을 하게 되면 어
깨뼈의 하강, 하방 회전과 팔이 안쪽으로 도는 내회전 동작을 만들어요. 그럼
좀 더 자세히 렛 풀 다운 동작 분석해 볼게요.

1. 렛 풀 다운 동작 분석

렛 풀 다운은 케이블에 매달려 있는 바를 넓은등근을 이용해 잡아당기는 운
동이에요. 좀 더 자세하게 설명하자면 렛 풀 다운의 당기는 동작에서는 어깨
뼈를 뒤로 당기며, 하강, 하방 회전이 일어나며 어깨에서는 폄과 내회전 팔

꿈치에서는 굽힘 동작이 일어납니다. (그림 27) 참여하는 근육으로는 주동근으로 사용되는 넓은등근과 협력근인 팔 앞쪽의 위팔두갈래근(이두근)과 뒤쪽 어깨세모근이 있습니다.

반대로 바를 놓는 동작에서는 어깨뼈의 상승, 상방 회전이 넓은등근의 신장성 수축(근육이 늘어나며 수축하는 형태)으로 조절되며 일어나고 어깨에서는 굽힘, 외회전이 일어나고 팔꿈치에서는 위팔두갈래근의 신장성 수축을 통한 팔꿈치 폄 동작이 일어납니다. (그림 28)

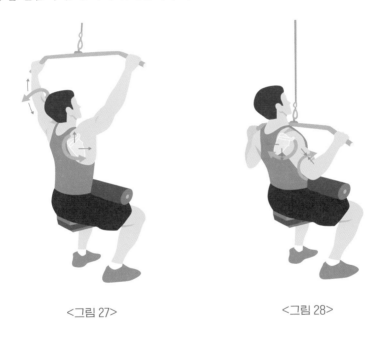

<그림 27>   <그림 28>

추가로 운동 방법에 따라 달라질 수 있지만 기본적인 렛 풀 다운 운동에서는 등 쪽에서 약간의 폄이 일어나요. 동작이 복잡할 수 있으니 이 운동에서 발생할 수 있는 손상 기전에 대해 쉽게 차근차근 설명해 드릴게요.

2. 손상 기전

손상 기전을 말씀드리기 전에 우선 간단하게 알아 둬야 할 개념이 있어요. 바로 어깨뼈와 위팔뼈는 일정한 리듬을 가지고 움직인다는 것입니다. 쉽게 말하자면 차려 자세에서 팔을 귀까지 180도 올린다고 가정했을 때, 이 동작은 위팔뼈의 벌림 120도, 어깨뼈의 상방 회전 60도로 이루어집니다. (그림 29) 즉, 팔의 움직임은 위팔뼈와 어깨뼈의 2:1 비율로 일어난다는 뜻이에요.

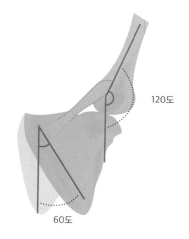

120도

60도

<그림 29>

위팔뼈와 어깨뼈는 이렇게 규칙적인 리듬을 유지하기 때문에 서로 부딪힘 없이 움직일 수 있어요. 그럼 렛 풀 다운 시 발생할 수 있는 손상 기전을 설명해 드릴게요.

어깨뼈 하강(Scapular depression) 이동 저하

넓은등근이 완전히 수축하기 위해서는 어깨뼈의 하강 동작이 중요해요. 어깨뼈의 하강이란 어깨뼈가 밑으로 내려가는 동작인데 이 동작은 하부 등세모근과 어깨뼈 하부에 붙어 있는 넓은등근에 의해 만들어집니다. 하지만 많은 사람이 좌식 업무 또는 스마트폰 사용으로 인해 목을 앞으로 빼고 생활하므로 어깨뼈의 하방 동작이 제한되어 있어요. 왜냐하면 목을 뺀 상태에서는 목이 밑으로 떨어지지 않게 상부 등세모근과 어깨올림근이 과하게 쓰이는데 이 과하게 쓰이는 근육들이 어깨뼈를 위쪽으로 당기는 근육이기 때문이에요.

(그림 30) 또한 등이 굽으면 하부 등세모근이 늘어나 약해지기 때문에 더욱더 어깨뼈 하강 움직임이 제한돼요. 이렇게 어깨뼈 하강이 제한되면 렛 풀

다운 운동을 할 때 부족한 가동 범위를 보충하기 위해 어깨와 팔꿈치에서 더 많은 동작이 발생합니다. 앞서 위팔뼈와 어깨뼈는 2:1 비율로 움직이기 때문에 서로 부딪힘 없이 움직일 수 있다고 말씀드렸어요. 하지만 방금 말씀드린 것처럼 어깨뼈의 하강이 제한되면 어깨뼈 대신 위팔뼈와 팔꿈치가 많이 움직이게 돼요. 쉽게 말해 위팔뼈에서 일어나는 안쪽 돌림이 과하게 일어나기 때문에 위팔뼈가 앞으로 이동해 위팔두갈래근의 힘줄이나 위쪽의 돌림근띠(극상근, 가시위근)가 위팔뼈와 어깨뼈 사이에 끼어 다칠 수 있고, 넓은등근 대신 팔꿈치(위팔두갈래근이) 많이 쓰여 목표 근육인 넓은등근의 자극이 떨어질 수 있습니다. 그러니 렛 풀 다운 당기는 동작에서 본인 또는 본인 회원의 어깨가 으쓱 올라간다면 상부 등세모근과 어깨 올림근의 이완, 어깨뼈 하강 조절 연습부터 먼저 진행하길 추천해 드립니다.

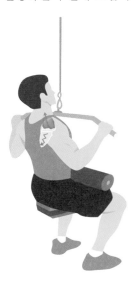

<그림 30>

어깨뼈 상방 이동 저하

렛 풀 다운 운동을 할 때 넓은등근을 최대한 늘리기 위해서는 이완하는 동작에서 어깨뼈의 상방 회전과 상승이 일어나야 합니다. 이 동작은 넓은등근을 최대한 넓은 범위에서 쓸 수 있도록 해줄 뿐만 아니라 팔을 올렸을 때 위팔뼈와 어깨뼈 사이의 공간을 넓혀주기 때문에 어깨 충돌을 막아주는 역할까지 합니다. 하지만 초보자들은 렛 풀 다운 운동에서 넓은등근 긴장을 유지한 채 충분히 늘려주지 못하기 때문에 어깨 충돌을 자주 경험하는데요 왜 이런 동작이 일어나는지 말씀드릴게요.

저항이 없는 상태에서 팔을 벌린다면 어깨뼈는 충돌 없이 움직이기 위해 제자리에서 상방 회전합니다. 하지만 렛 풀 다운을 할 때 올라가는 동작에서는 손이 바를 잡고 있기 때문에 팔이 벌어지게 되며 어깨에는 대각선 위쪽으로 견인력이 작용합니다. (그림 31) 그렇기 때문에 충돌이 일어나지 않기 위해서는 어깨뼈가 위팔뼈와 함께 위쪽으로 이동할 필요가 있어요.

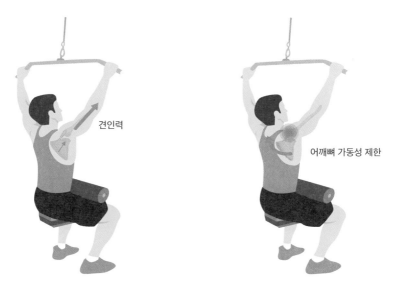

견인력

어깨뼈 가동성 제한

<그림 31>

하지만 많은 분들이 어깨가 앞으로 말린 자세를 취하고 있기 때문에 넓은 등근이 짧아져 있습니다. 이럴 경우 팔은 견인되는데 짧아진 넓은 등근 때문에 어깨뼈가 충분히 상방 회전 및 위쪽으로 이동하지(상승) 못하기 때문에 위팔뼈만 과하게 당겨지며 어깨뼈 견봉과 충돌하게 됩니다. 넓은등근 조절이 미숙해 충분히 늘리지 못하는 경우에도 똑같은 증상이 발생해요. (그림 31) 그럼 그 사이에 있던 가시위근과 관절낭 같은 구조물이 반복적으로 집혀 손상을 입을 수 있습니다. 특히 어깨는 심각한 손상을 당하기 전까지 통증이 심하게 나타나지 않는 경우가 많아 초기에 자세를 수정하지 않으면 손상이 축적되어 나중에 심한 부상을 입을 수 있어요. 그러니 본인 또는 본인의 회원이 렛 풀 다운 운동 중 바가 올라가는 동작에서 어깨 통증 또는 불편함이 있다면 넓은등근의 긴장을 유지한 채 늘릴 수 있는지(넓은등근 조절 능력) 또는 넓은등근이 짧아진 상태는 아닌지 확인하시기 바랍니다.

흉추 가동성 저하

선 자세에서 넓은등근을 최대한 수축하면 팔이 몸통과 수평으로 유지되지 못하고 약간 앞으로 기울어지는 것을 볼 수 있어요. 이 이유는 넓은등근이 완전하게 수축하기 위해서는 팔의 내회전이 필요하기 때문이에요. (그림 32, 왼쪽) 하지만 렛 풀 다운 머신의 저항을 최대한 받기 위해서는 바를 수직으로 내려야 합니다. 그래서 우리는 렛 풀 다운 운동을 할 때 등을 약간 펼 필요가 있어요. 왜냐하면 등을 약간 신전하면 내회전된 팔이 바의 수직 방향과 일치되어 바를 수직으로 내릴 수 있기 때문이에요. (그림 32, 오른쪽)

하지만 많은 분들이 등이 굽은 자세에서 오랜 시간 일하기 때문에 등이 제대로 펴지지 않는 분들이 많아요. 만약 등 움직임이 제한된 상태에서 렛 풀 다운을 진행하면 다른 곳에서 부족한 등의 가동 범위를 보상하게 됩니다. 쉽게 말해 다른 부위가 평소보다 더 많이 움직이게 된다는 뜻인데요 어떤 관절이 더 많이 움직이게 되고 그러면 어떤 문제가 발생하는지 알려드릴게요.

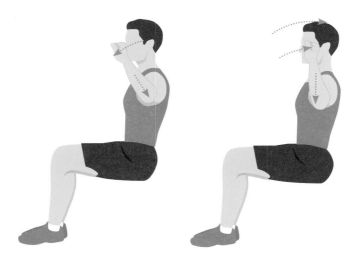

<그림 32>

렛 풀 다운 운동에서 흉추 움직임이 제한되면 어깨에 과도한 외회전 또는 내회전이 발생합니다. 팔에 과도한 외회전이 일어나는 경우는 흉추의 폄 동작에 제한이 있을 때 바를 수직으로 내리기 위해서 등 폄 대신 어깨 외회전이 보상적으로 과하게 일어나기 때문입니다. (그림33, 오른쪽) 팔에 과도한 내회전이 일어나는 경우는 바를 수직으로 내리기 위해 팔의 내회전을 주된 동작으로 사용했을 때 발생해요. (그림 33, 왼쪽)이 동작들은 위팔뼈를 과도하게 앞쪽과 위쪽으로 이동하게 만들어 위팔뼈 앞쪽에 위치한 힘줄을 눌러 위팔두갈래근 힘줄염 또는 어깨뼈 지붕 부위와 위팔뼈끼리 부딪치는 어깨 충돌을 유발할 수 있습니다.

두 번째 렛 풀 다운 운동에서 흉추 움직임이 제한되면 허리가 과하게 펴지는 보상작용이 발생해요.

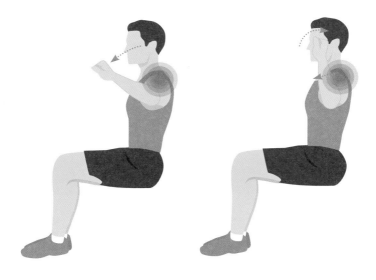

<그림 33>

(그림 34) 이 자세에서는 갈비뼈가 열리며 배를 내미는 자세에서 운동을 진행하게 되는데 몸이 뒤로 많이 젖혀지기 때문에 바벨이 수직보다 대각선에 가깝게 당겨집니다. 대각선으로 바뀐 운동 경로는 넓은등근의 참여를 떨어뜨리고 중간 등세모근 및 마름근(능형근)의 개입을 높이기 때문에 운동 효율이 떨어져요. 또한 배를 내밀어 갈비뼈가 많이 열린 상태에서(복부 근육이 제대로 수축하지 못하는 상태) 어깨뼈는 가운데로 모이게 되어 어깨뼈 상방 이동 및 상승 움직임이 저하됩니다. 쉽게 말해 넓은등근의 수축 범위가 제한된다고 생각하시면 돼요. 그러니 렛 풀 다운을 할 때 팔을 안쪽으로 돌리며 당기거나 허리를 많이 꺾는 습관이 있다면 흉추가 적절히 움직이는지 가동성을 확인해 보시기 바랍니다.

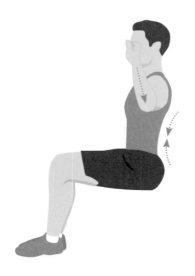

<그림 34>

편평 등 (Flat back)

편평 등이란 굽은 자세와 반대로 오히려 등 쪽의 근육 긴장도가 높아져 등이 과하게 펴져 있는 자세를 말해요. 이 자세에서는 등 쪽의 척추세움근과 어깨뼈를 가운데로 당기는 능형근 및 중간 등세모근이 과 활성화되어 있기 때문에 어깨뼈를 앞으로 빼는 동작에 제한이 생겨요. 그래서 렛 풀 다운 운동에서 어깨뼈가 벌어져야 하는 바를 놓아주는 동작에 제한이 발생합니다.

앞서 렛 풀 다운 운동을 할 땐 위팔뼈에 견인력이 작용하기 때문에 어깨에 충돌이 일어나지 않기 위해서는 어깨뼈가 같이 따라 움직여야 한다고 말씀드렸어요. 하지만 편평 등 자세에서는 어깨뼈가 위팔뼈를 따라 충분히 이동하지 못하기 때문에 어깨 부상의 위험이 커집니다. 그렇기 때문에 앞서 말씀드린 2번째 손상 기전인 어깨뼈의 상방 이동 제한이 있을 때와 비슷한 손상 기전이 발생해요. 하지만 3번과 4번 손상 기전은 1번과 2번과 달리 자세에

변형이 있는 자세 문제이기 때문에 단순한 근막이완 및 스트레칭으로는 빠르게 호전되기 힘듭니다. 자세 문제를 해결하기 위해서는 약해진 근육을 꾸준히 운동해 줘야 하기 때문인데요 만약 본인 또는 본인이 가르치는 회원에게 자세 문제가 발견된다면 웨이트 트레이닝 운동 전에 자세 문제를 충분히 중재한 후 진행하시길 바랍니다.

요점 정리!

1. 렛 풀 다운 : 팔꿈치 움직임 + 어깨 움직임 + 어깨뼈 움직임 + 등 폄

2. 위팔뼈와 어깨뼈는 일정한 리듬을 가지며 움직인다.

3. 위팔뼈-어깨뼈 리듬의 깨짐은 곧 어깨 부상으로 이어진다.

4. 자세 불균형으로 인한 라운드 숄더 또는 편평등 자세는 정상적인 가슴 우리 위에 어깨뼈가 적절히 위치하지 못하기 때문에 (Scapulothoracic joint) 위팔뼈-어깨뼈 리듬이 깨질 수 있다.

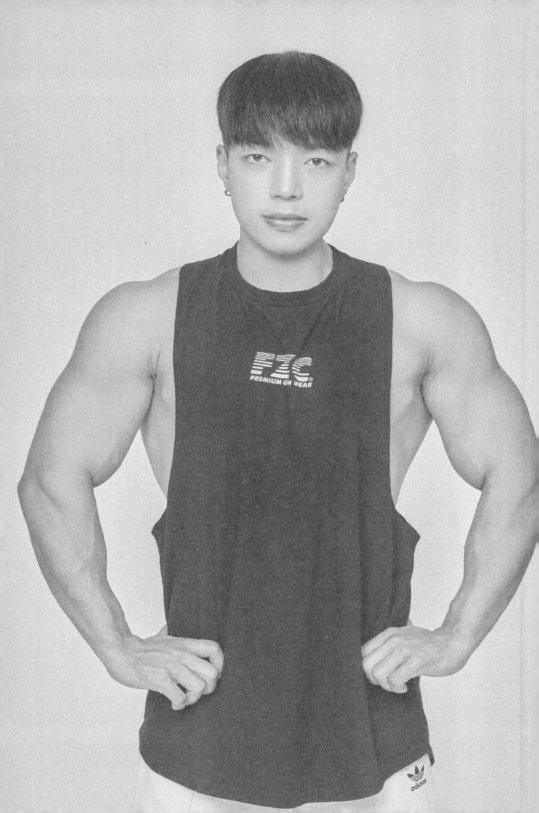

렛 풀 다운 자세교정 및 근막이완

올바른 렛 풀 다운을 위해

1. 손상 기전 중재

어깨뼈 하방 이동 저하

어깨뼈 하방 이동이 저하되는 원인으로 잘못된 자세에 의한 상부 등세모근과 어깨올림근의 과활성화를 말씀드렸어요. 사실 이 근육들이 과활성화되면 단순히 어깨뼈 하강을 방해하는 것뿐만 아니라 목과 어깨에 뻐근함 및 두통까지 유발할 수 있어 평소 컴퓨터 업무나 고개를 앞으로 내밀고 있는 자세를 많이 취하는 사람은 자주 풀어줘야 하는 근육이에요. 그럼 먼저 위쪽(상부) 등세모근 근막이완 방법을 알려드릴게요.

(1) 위쪽 등세모근 근막이완

상부 등세모근은 뒤통수부터 빗장뼈(쇄골) 바깥쪽까지 붙어 있어 넓은 범위로 풀어줘야 합니다. 또한 두통과 관련된 근육이므로 너무 강하게 압박을 주면 오히려 통증이 심해질 수 있으니 부드럽게 진행해 주세요.

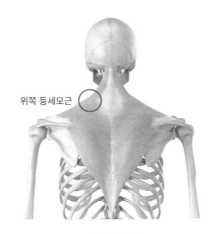

<그림 35>

① 상체를 90도 숙여 벽과 풀고자 하는 승모근 사이에 마사지볼을 둡니다.
② 통증이 절반 정도 줄어들 때까지 편하게 압박합니다.
③ 통증이 감소하면 팔을 다양한 방향으로 움직이며 더 깊게 풀어줍니다.
④ 위치를 이동하며 3곳 정도 풀어줍니다.

(2) 위쪽 등세모근 신장성 수축 스트레칭
상부 등세모근은 라운드 숄더 자세에서 전체적으로 늘어난 상태라 근육의
긴장도는 높지만 힘은 약해진 상태에요. 그렇기 때문에 근막이완 후 스트레
칭을 진행한다면 상부 등세모근의 긴장도와 통증을 증가시킬 수 있습니다.
따라서 상부 등세모근은 이완 후 혈액 순환을 촉진하며 근육의 탄성과 기능
을 회복하는데 적합한 신장성 수축 스트레칭을 추천해요. 방향이 헷갈릴 수
도 있으니 왼쪽 상부 등세모근을 늘리는 것을 예를 들어 설명해 드릴게요.
    추가로 상부 등세모근은 목의 폄과 어깨를 으쓱하는 동작을 만드는 근육

① 오른쪽 손을 머리 왼쪽 측면에 위치시킵니다.
② 그 후 왼쪽 상부 등세모근을 이용해 본인이 낼 수 있는 힘의 10~30% 정도로 왼쪽 귀를 왼쪽 어깨에 붙이려는 힘을 줍니다.
③ 이때 오른손은 왼쪽 등세모근 힘에 대해 저항하며 지그시 머리를 5~10초 동안 오른쪽 옆으로 당겨줍니다.
④ 왼쪽 상부 등세모근이 긴장되지 않게 천천히 10회 3세트 진행해 주세요.

으로 일상생활을 할 때 중력에 저항하여 목과 팔을 잡아주는 중요한 역할을 해요. 그렇기 때문에 등세모근 근막이완 및 신장성 수축 스트레칭 후 통증이 호전된다면 상부 등세모근을 강화하기 위해 단축성 수축 운동을 연계해 주시는 것을 추천해 드려요.

(3) 위쪽 등세모근 운동
상부 등세모근 운동은 가벼운 무게로 진행하며 케이블이나 세라밴드 이용을 추천해 드립니다.

① 케이블 위치를 밑으로 낮춰 밑에서부터 위로 잡아당길 수 있게 위치합니다.
② 차렷 자세로 운동하게 되면(팔을 너무 모은 자세) 위쪽 등세모근 대신 어깨 올림근이 쓰일 수 있기 때문에 팔을 30도 정도 벌린 상태에서 케이블을 잡습니다.
③ 천천히 어깨를 으쓱하여 3초간 위쪽 등세모근을 수축해 주세요.
④ 5초간 천천히 이완합니다. 10회 3세트 반복해 주세요.

2. 어깨뼈 상방 이동 저하

지난 강의에서 렛 풀 다운 운동을 할 때 어깨뼈 상방 이동 저하는 넓은등근이 짧아져서 발생할 가능성이 높다고 말씀드렸어요. 하지만 넓은등근의 신장성 수축을 잘 조절하지 못하여 어깨뼈 상방 이동 제한이 발생할 수도 있기 때문에 정말 넓은등근이 짧아졌는지 확인하기 위해 검사를 할 필요가 있어요.

(1) 넓은등근 길이 검사

① 먼저 무릎을 구부려 편하게 누워 주세요.
② 그리고 팔꿈치를 편 상태에서 편하게 팔을 귀 옆으로 올려줍니다.
③ 이때 팔을 끝까지 올리지 못하거나 허리가 뜨면 넓은등근의 짧아짐을 의심할 수 있어요.

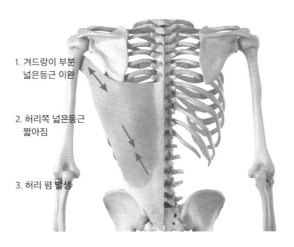

1. 겨드랑이 부분 넓은등근 이완

2. 허리쪽 넓은등근 짧아짐

3. 허리 폄 발생

<그림 36>

허리가 뜨는 이유는 넓은등근이 등허리근막에서 팔까지 붙어있기 때문인데요, 쉽게 말해 넓은등근이 평소보다 짧아졌다면 팔을 벌릴 때 늘어난 넓은등근의 길이만큼 허리 쪽에서 짧아져야 해서 허리가 뜨는 것이에요. (그림 36)

하지만 어깨밑근 및 큰원근이라는 어깨뼈에 붙어 팔의 폄 동작 및 내회전을 보조하는 근육들이 짧아졌을 경우에도 팔의 굽힘을 제한할 수 있습니다. 만약 짧아졌다면 팔을 올리려고 할 때 넓은등근과 똑같이 허리가 뜰 거예요. 그래서 넓은등근 길이 검사에서 양성 반응(팔 굽힘 제한 또는 허리 폄)이 나왔을 때 넓은등근과 이 친구들을 구분하기 위해 검사하는 방법을 알려드릴게요.

(2) 어깨밑근, 큰원근 짧아짐 검사
하지만 넓은등근과 어깨밑근 및 큰원근이라는 친구들은 어깨가 말린 자세를 취할 때 넓은등근과 함께 짧아져 있을 가능성이 높기 때문에 같이 풀어주시는 걸 추천드립니다.

① 무릎을 구부려 편하게 누워 주세요.
② 팔을 90도 벌림, 팔꿈치를 90도 굽힌 상태에서 외회전을 시도합니다.
③ 손등이 바닥에 닿지 않거나 허리가 뜬다면 이 근육들의 짧아짐을 의심할 수 있어요.

(3) 넓은등근 근막이완

넓은등근을 이완할 때는 근육이 크기 때문에 폼롤러 사용을 추천해 드려요.

① 먼저 옆으로 누워 팔을 벌려 넓은등근 밑에 폼롤러를 둡니다.
② 위쪽에 위치한 팔로 바닥을 짚어 넓은등근에 가해지는 압력을 조절하며 위, 아래로 이동하며 전체적으로 30초간 풀어주세요. 이때 밑에 있는 팔로 체중을 받치면 넓은등근에 힘이 들어가 제대로 이완할 수 없으니 주의해야 합니다.
③ 통증이 심한 부위에 멈춰 통증이 절반 정도 줄어들 때까지 압박해 줍니다.
④ 압박한 부위의 통증이 줄어들었다면 밑에 있는 팔을 벌리거나 바깥으로 돌려주며 다양한 방향으로 깊게 풀어주세요. 통증이 줄어들었다면 밑에서부터 위로 이동하며 다른 부위를 찾아 풀어줍니다. 여기서 겨드랑이 높이로 올라가면 어깨밑근과 큰원근까지 풀어줄 수 있어요.

(4) 넓은등근 스트레칭

넓은등근 근막이완이 끝났다면 스트레칭을 연계해 주세요.

① 허리 중립을 유지한 채 90도 숙여서 기둥을 잡아주세요.
② 상체를 넓은등근을 늘릴 쪽으로 이동하여 30초간 늘려줍니다. 3~5회 반복하세요.
③ 수동 스트레칭이 끝났다면 넓은등근 힘의 10~30% 정도로 어깨뼈를 하강하여 넓은등근에 힘을 준 상태에서 똑같이 늘리는 신장성 스트레칭을 연계해 주세요. 10초간 10회 반복해 주세요.

3. 흉추 가동성 저하

잦은 컴퓨터 업무와 스마트폰 사용으로 많은 분이 척추가 굽어진 상태로 생활하고 있습니다. 자세가 좋지 않은 것을 인지하고 일부러 허리를 펴려고 노력하시는 분들도 있는데 이런 분들의 대다수가 허리가 굽어진 채 등만 펴기 때문에 오히려 척추가 일자로 펴지는 경우가 많아요.

두 상황 모두 어깨뼈의 위치가 변하기 때문에 위팔뼈와 어깨뼈 사이 리듬을 깨뜨려 팔 움직임에 안 좋은 영향을 미칩니다. 결과적으로 어깨를 사용하는 운동에서 부상 확률이 매우 높아지게 됩니다. 그러니 평소 등이 굽거나 뻣뻣한 느낌이 드는 분들은 허리와 흉추 스트레칭을 꼭 진행한 후 운동하시기 추천해 드립니다.

(1) 흉추 가동성 스트레칭 1

① 등 밑에 폼롤러를 놓습니다.
② 허리가 꺾이지 않도록 배꼽을 등에 붙인다는 느낌으로 복압을 잡은 상태에서 숨을 들이마시며 천천히 뒤로 젖혀 흉추를 펴줍니다.
③ 다시 숨을 뱉으며 흉추를 마디마디 구부려 돌아옵니다.
④ 허리가 꺾이거나 구부려지지 않게 주의하며 10회 3세트 진행합니다.

(2) 흉추 가동성 스트레칭 2

① 고양이 자세를 취해줍니다. 이때 배꼽을 허리에 붙여 허리가 꺾이지 않
게 복압을 잡아주세요.
② 숨을 들이마시면서 한쪽 팔을 반대쪽 팔과 평행하게 옆으로 만세 해줍
니다. 이때 시선은 올리는 팔 손끝을 따라가 주세요.
③ 숨을 뱉으며 손으로 바닥을 쓸며 반대쪽으로 뻗어 등을 늘려줍니다.
④ 10회 3세트 진행하되 어깨가 아플 수 있으니 통증이 없는 범위 내에서
점진적으로 운동 범위를 높여 주세요

4. 편평 등 근막이완

라운드 숄더와 반대로 등이 과 긴장되어 정상보다 펴져 있는 분들은 폼롤러
를 이용한 스트레칭을 할 때 숨을 뱉으며 굽히는 동작에서 어깨뼈 사이가 많
이 당겼을 거예요. 그런 분들은 해당 스트레칭을 진행해 주세요.

① 벽에 기대어 벽과 어깨뼈 사이에 마사지 볼을 놓습니다.
② 목뒤로 깍지를 끼고 등을 최대한 늘려준 상태에서 위, 아래로 이동하며 어
깨뼈 사이를 30초간 풀어줍니다. (어깨가 불편한 경우 양손 깍지를 낀 채
앞으로 뻗어주세요)
③ 아픈 부위는 통증이 절반 정도 줄어들 때까지 지그시 눌러주세요.
④ 통증이 줄어들었다면 팔을 수평 모음, 수평 벌림 해주며 깊게 풀어주세요.
이 방법은 처음부터 누워서 진행할 경우 강한 압력이 근육에 가해져 오히
려 근육이 뭉칠 수 있으니 먼저 서서 진행하는 것을 추천해 드립니다.

5. 렛 풀 다운 운동 시 어깨뼈 조절 운동

운동 경력이 오래된 분들은 등 운동을 할 때 어깨뼈 조절에 능숙하기 때문에 가동 범위를 제한하여 특정 부위를 집중적으로 운동할 수 있어요. 하지만 헬스 초보자의 경우에는 등 운동을 할 때 넓은등근을 전체적으로 골고루 사용할 수 있어야 해요. 그래서 렛 풀 다운 운동을 하기 전 간단한 세팅 운동을 알려 드릴게요.

어깨뼈 및 흉추의 가동성은 등 운동을 할 때 매우 중요합니다. 왜냐하면 첫 번째로 근육의 전체 범위를 써야 효율적으로 운동할 수 있기 때문이며 두 번째로 어깨 부상을 방지할 수 있기 때문입니다. 그러니 등 운동을 할 때 통증이 있다면 오늘 배운 근막이완 및 스트레칭을 선행해 주신 후 운동하시기 바랍니다.

① 먼저 바를 잡은 상태에서 팔꿈치는 구부리지 않은 채 어깨뼈만 사용하여 바를 내려주세요. 그럼 넓은등근의 수축을 느낄 수 있을 거예요.

② 2~3초간 수축을 유지했으면 5초간 천천히 넓은등근을 늘려줍니다. 이때 어깨가 으쓱 올라가되 넓은등근의 긴장은 계속 유지하고 있어야 합니다.

③ 10회 3세트 정도 진행하시며 마지막 세트는 가벼운 무게로 어깨뼈를 조절하며 팔의 움직임과 함께 진행해 주세요.

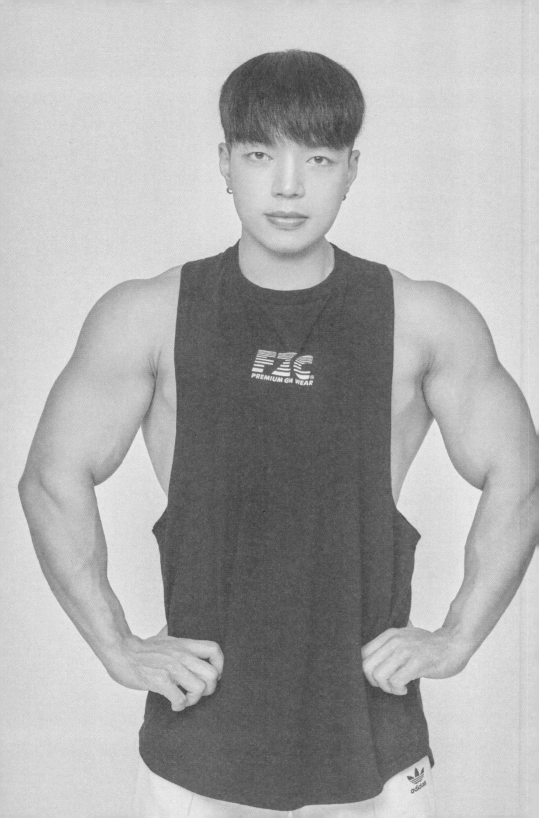

5장

벤치프레스 시 통증 이유

벤치프레스 시 통증 이유
복합 다관절 운동

벤치프레스는 복합 다관절 운동이며 특히, 어깨에 스트레스가 많이 부하되기 때문에 벤치프레스를 구성하는 움직임에 대한 이해도가 떨어지면 부상을 당하기 쉬운 운동입니다. 어깨뿐만 아니라 팔꿈치, 손목도 다치기 쉬운데 모든 부상에서 혈액 공급이 잘 안되는 인대 또는 연골이 같이 손상 받을 가능성이 크기 때문에 벤치프레스 운동 전 어떤 동작이 일어나고 어떤 손상이 발생할 수 있는지 이해하고 숙지하는 것은 매우 중요합니다. 우선 벤치프레스 운동을 할 때 참여하는 근육들에 대해 설명해 드릴게요.

첫 번째, 큰가슴근(Pectoralis major)은 벤치프레스 운동의 주동근으로 사용되는 근육으로 (그림 39) 섬유 방향에 따라 위, 중간, 아래 섬유로 구분되는데 위쪽 섬유는 빗장뼈(쇄골) 안쪽에 붙어 팔로 연결되며, 중간 섬유는 가슴 가운데 뼈(=복장뼈)에 붙어 팔로 이어지고, 마지막 하부 섬유는 가슴 중앙 밑쪽과 6~7번째 갈비뼈에 붙어 팔에 연결됩니다. 큰가슴근은 근수축을 통해 어깨 굴곡, 수평 모음, 안쪽 돌림 동작을 만들며 다양한 근섬유 방향을 가지기 때문에 균형 잡힌 가슴을 만들려면 여러 방향으로 운동을 해야 합니다.

두 번째로 벤치프레스 운동 시 협력근으로 사용되는 위팔세갈래근과 전면 어깨세모근이 있습니다. 위팔세갈래근은 벤치프레스를 할 때 팔꿈치를 펴는 힘을 만들어 주며 전면 어깨세모근은 어깨 굽힘과 수평 모음 동작을 보조해 줍니다. (그림 38) 세 번째로 길항근인 넓은등근이 있습니다. 넓은등근은 벤치프레스를 할 때 큰가슴근육의 어깨 굽힘 동작에 대해 반대되는 힘인 어깨 폄 힘을 만들어 어깨에 안정성을 부

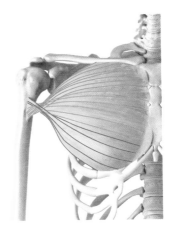

<그림 37>

여하며 어깨뼈를 하강시켜 운동 중 어깨가 말리는 것을 방지합니다. 쉽게 말해 넓은등근은 운동 중 언급되는 "어깨뼈 후인, 하강" 또는 "숄더패킹" 동작을 만드는 근육입니다.

세 번째로 길항근인 넓은등근이 있습니다. 넓은등근은 벤치프레스를 할 때 큰가슴근육의 어깨 굽힘 동작에 대해 반대되는 힘인 어깨 폄 힘을 만들어 어깨에 안정성을 부여하며 어깨뼈를 하강시켜 운동 중 어깨가 말리는 것을 방지합니다. 쉽게 말해 넓은등근은 운동 중 언급되는 "어깨뼈 후인, 하강" 또는 "숄더패킹" 동작을 만드는 근육입니다.

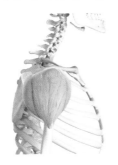
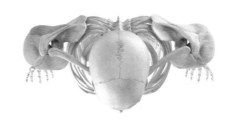

<그림 38>

1. 손상 기전

그럼 이제 벤치프레스를 할 때 발생하는 통증과 손상 기전에 대해 말씀드릴게요. 아마 경험이 적은 헬스 초보자나 벤치프레스를 꾸준히 하시는 분이라면 한 번쯤 벤치프레스 이후 어깨 불편함 또는 통증을 경험해 봤을 것으로 생각합니다. 특히 고중량으로 올라갈수록 통증의 정도가 심해지고 회복이 느려지는데요 어떤 원인으로 어깨 부상이 발생할 수 있는지 알아볼게요.

어깨뼈 안정성

벤치프레스를 할 때 어깨뼈를 당기고 내린 상태를 유지하라는 말을 들어봤을 겁니다. 어떤 사람은 어깨뼈 후인, 하강이라 표현하며 또 어떤 사람은 숄더패킹(Shoulder packing)이라 부르기도 하는 이 동작은 벤치프레스를 할 때 상체를 단단하게 고정해 바벨을 받칠 수 있는 받침대 역할을 할 수 있게 만들어줘요. 따라서 벤치프레스의 중량이나 횟수가 올라갈수록 항상 풀리지 않게 집중해야 하는 동작입니다. 또한 바벨을 밀어낼 때 어깨뼈 상방 이동을 막아 제자리에서 회전할 수 있도록 만들어 주기 때문에 어깨 충돌을 피하는 데에 중요한 역할을 합니다. 조금 내용이 복잡할 수 있어 쉽게 설명하기 위해 벤치프레스 자세를 90도로 돌려 선 자세로 생각해 볼게요.

   (그림 39) 벤치프레스 동작을 선 자세에서 보면 물건을 잡기 위해 팔을 앞으로 뻗는 동작과 유사해요. 이때 어깨뼈는 위 등세모근, 아래 등세모근, 앞톱니근에 의해 짝 힘(Couple force)을 받아 제자리에서 상방 회전하게 되는데 이 제자리 회전은 위팔뼈와 일정한 비율로 리듬을 이루며 움직이기 때문에 두 구조물 사이에서 충돌 없이 팔을 뻗는 동작이 가능합니다. 하지만 많은 분이 장시간 좌식 생활로 인해 목을 앞으로 빼고 있는 자세에 노출되어 있고 덕분에 대부분이 목을 잡아주는 상부 등세모근의 긴장도가 높아진 상

태입니다. 이렇게 상부 등세모근의 긴장도가 과하게 높아지게 되면 팔을 움직일 때 어깨뼈 제자리 회전을 만드는 앞톱니근과 하부 등세모근보다 상부 등세모근이 빨리 수축하게 되어 어깨뼈가 먼저 상승하게 되는 운동패턴이 나타납니다. 이런 패턴을 상부 등세모근 조기 수축이라 부르는데 이 상황에서 어떤 손상이 발생할 수 있는지 알려드릴게요.

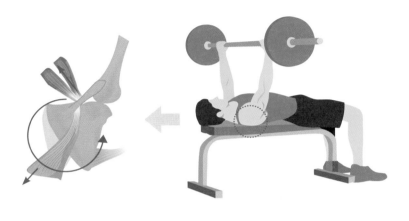

<그림 39>

돌림근띠(회전근개)란 위팔뼈를 감싸고 있는 근육으로써 위팔뼈를 어깨뼈 홈에서 벗어나지 않게 잡아주는 어깨 안정에 중요한 근육 무리 입니다. 돌림근띠는 정상적인 위팔뼈-어깨뼈 움직임에서는 고무줄처럼 방향에 맞게 늘어나 위팔뼈를 어깨뼈 홈에 유지시키기 때문에 어깨 충돌을 막아줍니다. 하지만 상부 등세모근 조기 수축과 같이 비정상적인 위팔뼈-어깨뼈 리듬에서는 적절하게 늘어나지 못해 느슨해진 고무줄처럼 제대로 힘을 낼 수 없는 위치에 놓입니다. 그럼 팔을 올릴 때 위팔뼈가 제자리에서 벗어나 보조근인 어깨세모근에 의해 위쪽으로 당겨지는데 이때 어깨뼈 봉우리와 충돌해 어깨 통증을 유발할 수 있습니다. 또한 상부 등세모근의 조기 수축이 지속되면 어깨뼈의 상방 회전을 만드는 앞톱니근과 하부 등세모근의 활성도를 떨어뜨려

어깨뼈가 적절하게 회전하지 못하게 되므로 만성적인 어깨 통증을 유발할 수 있습니다.

그럼 이 손상 기전을 다시 벤치프레스에 대입해 볼게요. 벤치프레스 운동을 할 때 상부 등세모근 및 어깨올림근이 과 활성화되면 앞서 말한 어깨 충돌이 발생해요. 하지만 높은 저항을 부담하고 있기 때문에 단순히 중력에 저항하는 것보다 훨씬 더 심한 손상을 입을 수 있으며 과도한 중량으로 인해 어깨가 앞으로 말리게 되면 빗장뼈와 어깨뼈 봉우리가 만나는 관절(Acromioclavicular joint)을 감싸고 있던 인대가 터질 수도 있습니다. 그렇기 때문에 벤치프레스를 할 때는 어깨뼈를 후인, 하강하여 단단히 고정해 상부 등세모근의 조기 수축을 예방해야 합니다. 하지만 어깨뼈가 움직이지 못할 정도로 잡아당기라는 뜻이 아니에요. 제가 말씀드리는 후인 하강은 넓은 등근과 하부 등세모근을 먼저 힘을 줘서 상부 등세모근의 조기 수축을 막아 어깨뼈가 상방으로 밀리지 않고 제자리에서 움직일 수 있는 짝 힘을 형성하는 것입니다. 만약 벤치프레스를 하거나 배우는 사람이 어깨 통증이 있다면 벤치프레스 밀기 동작에서 어깨뼈가 적절히 하강하여 고정되어 있는지 확인하시기 바랍니다.

어깨 벌림 각도

벤치프레스를 할 때 큰가슴근의 최대 근육 이완과 수축을 하기 위해서는 해부학적인 관점에서 팔을 90도로 벌려야 합니다. 왜냐하면 벤치프레스를 측면에서 관찰했을 때 팔을 90도로 벌린 상태에서는 어깨의 운동 축과 바벨의 중력 선이 거의 일치하기 때문에 다른 추가적인 힘이 발생하지 않아 오로지 가슴 근육에 집중할 수 있기 때문이에요. (그림 40위) 하지만 어깨는 구조상 보통 팔이 90도 벌림 된 각도부터 충돌이 발생할 확률이 높아져요. 특히 벤치프레스는 어깨에 높은 하중이 가해지기 때문에 자칫하다간 큰 부상이 발생활 수 있습니다. 그래서 벤치프레스를 할 땐 개인마다 차이가 있지만 바벨을 내렸을 때 팔이 70~80도 정도 벌어진 상태로 벤치프레스를 하는 것이 좋아요. (그림 40 아래) 그러니 벤치프레스를 할 때 어깨에 통증이 있다면 어깨 벌림 각도를 조절해 보시길 추천해 드려요.

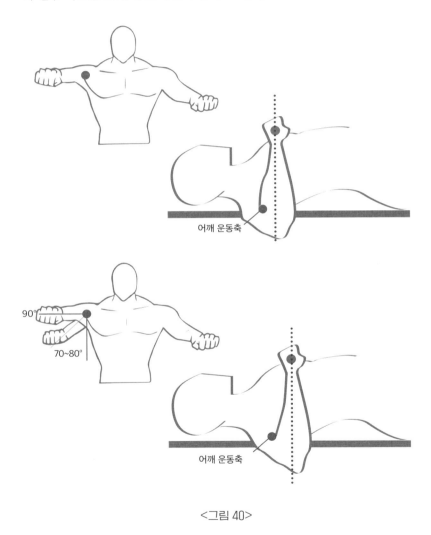

<그림 40>

가슴펴기 (Chest Up)

벤치프레스를 하다 보면 가슴을 펴라는 말을 많이 들으셨을 거예요. 이 말은 등의 아치를 더 높게 만들라는 뜻인데요 가슴을 왜 올려야 하며 올리면 어떤 이점이 있는지 그림을 보며 말씀드릴게요. 앞서 어깨를 90도 벌린 상태에서 벤치프레스를 하면 어깨에 부상 확률이 높아진다고 말씀드렸어요. 그래서 우리는 90도보다 좀 더 작은 각도로 벤치프레스를 합니다.

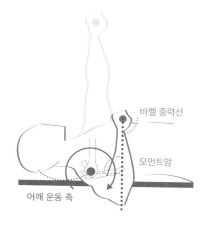

바벨 중력선
모먼트암
어깨 운동 축

<그림 41>

하지만 팔 벌림 각도가 줄어들면서 바벨의 중력 선이 운동 축에서 벗어나게 되어 어깨에 폄 방향의 회전력이 발생하는 것을 볼 수 있어요. (그림 41) 이 힘은 어깨 충돌을 피하고자 팔을 모은 대가로 발생하는 추가적인 힘이에요. 그럼 앞서 말씀드린 벤치프레스를 할 때 어깨 모음 및 굽힘 동작을 만드는 근육인 전면 어깨세모근의 부하량이 많아지게 됩니다. 하지만 어깨세모근은 역학적으로 불리한 지레 구조로 되어 있어 가해진 저항보다 더 많은 힘을 만들어야 하므로 손상당하기 쉬우며, 반복된 사용으로 과활성화되면 위팔뼈를 전상방으로 잡아당겨 어깨 전방 전위증과 충돌 증후군을 유발할 수 있어요. 하지만 등 아치를 만들어 가슴을 들어 올리면 전면 어깨세모근의 부하량을 낮출 수 있어요.

그 이유로 첫 번째, 가슴을 들어 올리면 바벨의 수직 이동 거리가 짧아지기 때문입니다. (그림 42) 벤치프레스를 할 때 바벨은 보통 팔을 편 높이에서 가슴까지 움직이는데, 이 가슴이 닿는 부분이 높아지기 때문에 바벨의 이동 경로가 줄어들기 때문입니다. (W[일]=F[힘] X D[이동 거리]) 쉽게 말해 어깨세모근이 일해야 하는 양이 줄어들기 때문에 어깨 손상을 줄일 수 있습니다. 두 번째 이유로는 가슴을 들어 올리면 어깨 운동 축으로부터 바벨의 중력 선과의 모멘트암이 짧아지기 때문에 어깨에 발생하는 폄 회전력도 감소하기 때문입니다.

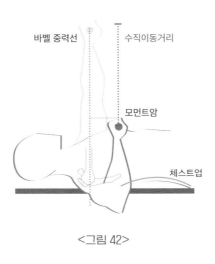

<그림 42>

쉽게 말해 어깨 안전을 위해 팔을 90도보다 작은 각도로 벌려 벤치프레스를 할 때 가슴을 들어 올리게 되면 전면 어깨세모근에 가해지는 추가적인 부하량을 줄 일 수 있어서 어깨세모근에 부담 없이 효율적으로 가슴 운동을 할 수 있다는 뜻입니다. 만약 벤치프레스를 할 때 어깨에 자극이 많이 오거나 바벨을 내리는 동작에서 통증이 있다면 가슴 확장을 효율적으로 사용하고 있는지 확인해 보세요.

아래팔 각도
벤치프레스를 할 때 흔하게 실수하는 부분이 아래팔을 지면과 수직으로 유지하지 않는 것이에요. 쉽게 설명하기 위해 팔을 90도 벌린 상태로 벤치프레스를 한다 생각해 볼게요. 이때 바벨이 내려오는 자세에서 팔이 지면과 수직을 유지하지 않으면 어깨에 회전력이 발생합니다. 결국 이 회전력은 어깨 근육에 추가적인 부하를 가하게 되고 추가적인 부하는 어깨 근육의 과사용으로 이어져 어깨 손상 확률을 높일 수 있습니다. 그러니 안전하게 벤치프레스를 수행하기 위해서는 항상 아래팔을 지면과 수직으로 유지하시기 바랍니다.

허리 통증

벤치프레스를 할 때 안정적으로 하기 위해서는 단단한 상체의 고정(숄더패킹)과 어깨에 가해지는 부하를 줄이기 위한 가슴 확장이 필요하다고 말씀드렸습니다. 하지만 가슴을 들어 올리기 위해서는 척추세움근의 힘이 필요한데요, 만약 중량이나 반복 횟수가 늘어나면 척추세움근의 부담도 늘어나게 됩니다. 그러면 앞서 데드리프트 손상 기전에서 설명한 것처럼 기립근의 긴장도가 올라가면 허리 통증 및 척추뼈를 압박해 디스크 증상을 유발할 수 있고 척추 압박 골절 또는 척추 관절에 손상을 줄 수 있습니다. 이렇게 벤치프레스를 할 때 등 또는 허리가 아픈 사람은 레그 드라이브라는 기술을 잘 쓰고 있는지 확인해야 해요.

레그 드라이브란 벤치프레스를 할 때 앞 허벅지 힘을 이용해 발바닥으로 땅을 미는 기술이에요. (그림 43) 앞 허벅지 근육을 이용해 바닥을 밀면 등, 허리가 펴지는 힘이 발생하는데, 이 힘이 척추세움근을 보조해 주기 때문에 척추세움근의 부하를 낮출 수 있습니다. 또한 레그 드라이브 힘은 몸통을 타고 올라가 바닥과 인접하고 있는 위쪽 흉추를 바닥 쪽으로 강하게 박아 고정하는 힘을 주기 때문에 좀 더 상체를 견고하게 만들어 줍니다. 정리하자면 레그 드라이브 기술은 척추세움근을 보조하며 상체를 바닥에 박아 더욱더 견고하게 만들어주기 때문에 벤치프레스 무게가 높을수록 꼭 필요한 기술이라 생각할 수 있습니다. 하지만 레그 드라이브를 과하게 쓰면 허리가 과하게 꺾어 허리 압박력을 증가시킬 수 있어요. 그러니 본인이 파워 리프팅처럼 특수한 운동 목적이 없는 한 레그 드라이브 기술은 척추 기립근을 도와주는 보조적인 역할로 사용해 보시길 바랍니다.

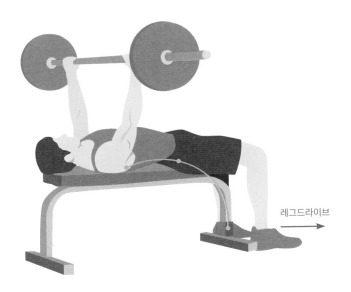

레그드라이브

<그림 43>

요점 정리!

1. 벤치프레스를 할 때 어깨 부상을 막기 위해 팔을 약간 모은다.

2. 모음된 팔로 인해 벤치프레스 운동 중 어깨에 "어깨 폄 (Shoulder extension)" 힘이 발생한다.

3. 가슴을 들어 올리면 (chest up) "어깨 폄" 힘을 줄일 수 있다.

4. leg drive는 chest up 및 몸통을 단단하게 보조할 수 있다.

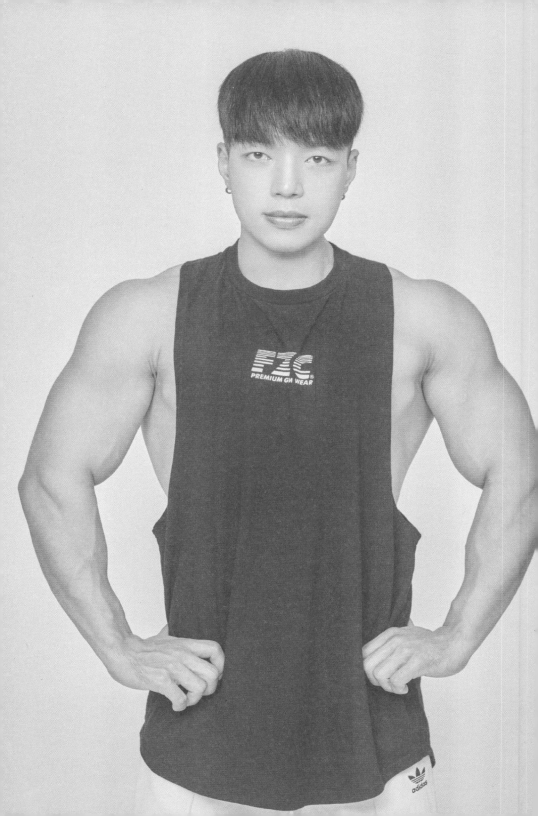

벤치프레스 자세교정 및 근막이완

벤치프레스 자세교정 및 근막이완

올바른 벤치프레스를 위해

1. 가슴 근육

큰가슴근 길이 검사

벤치프레스 운동을 할 때 큰가슴근육에 길이 제한이 있다면 보상작용으로 어깨에 과도한 이완을 유발해 어깨통증을 만들 수 있습니다. 또는 운동 후 근섬유가 찢어져 근육통을 유발할 수 있습니다. 따라서 운동 전 가슴 근육 가동범위에 제한을 확인하고 해결 후 운동을 진행하시길 추천해 드립니다.

> ① 무릎을 구부리고 누워 허리가 뜨지 않게 바닥에 붙여주세요.
> ② 팔꿈치를 편 상태에서 팔을 135~155도 정도 벌려주세요.
> ③ 이때 팔이 바닥에 닿지 않으면 하부 섬유의 단축을 의심할 수 있어요.

근막이완 및 스트레칭

큰가슴근은 벤치프레스 동작의 주동근으로 어깨 수평 모음 동작을 만드는 근육이에요. 다르게 말하면 팔을 통해 등을 둥글게 말 수 있는(굽은 등 자세) 근육이기 때문에 근육이 짧아지면 벤치프레스를 할 때 운동 범위를 제한할 수 있습니다. 추가로 큰가슴근이 짧아질 때 작은가슴근도 같이 짧아지게 되는데 작은가슴근은 갈비뼈 3~5번에서 시작해 어깨뼈의 부리돌기에 붙어있는 근육으로 그림과 같이 부리돌기를 앞쪽으로 당겨 어깨뼈의 내밂, 하방 회전을 유발하기 때문에 짧아지면 어깨뼈의 정상적인 리듬을 방해합니다.

(그림 44) 또한 작은가슴근이 짧아지면 밑으로 지나가는 신경을 눌러 팔 저림을 유발할 수도 있습니다. 이 짧아진 근육들은 벤치프레스를 할 때 운동 효율을 떨어뜨리고 어깨 통증 및 팔 저림을 악화시킬 수 있으니 운동 전 충분히 늘려주시길 추천해 드립니다.

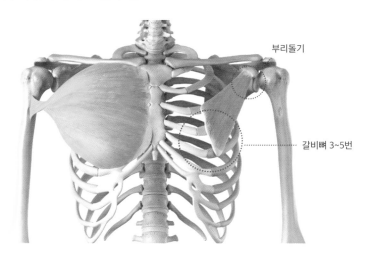

<그림 44>

(1) 큰가슴근 및 작은가슴근 근막이완

큰가슴근을 풀기 위해서는 꽤 넓은 이동 범위가 필요하기 때문에 쉽게 풀기 위해 엎드린 자세에서 폼롤러를 이용하는 것을 추천해 드립니다.

① 엎드려 누워 팔을 120도 정도 벌리고 가슴 쪽에 폼롤러를 비스듬히 둡니다.
② 폼롤러 위에 체중을 실어 주신 후 위, 아래로 움직이며 가슴 근육을 풀어주세요. 20회 정도 반복해 주시고 3세트 진행합니다.
③ 전체적으로 이완 후 가장 아픈 지점에 멈춰서 팔을 위, 아래로 움직이며 통증이 줄어들 때까지 더 깊이 풀어줍니다. 10회 3세트 진행해 주세요. 작은가슴근은 큰가슴근 근막이완을 하며 같이 풀릴 거예요.

(2) 90-90 큰가슴근 스트레칭

① 선 자세에서 스트레칭할 가슴 쪽 팔을 어깨 90도 벌림, 팔꿈치 90도 굽힌 자세로 벽에 붙여줍니다.
② 몸을 앞으로 내밀어 가슴을 늘려줍니다. 이때 배만 내밀어 허리가 꺾이지 않도록 주의해야 합니다.
③ 몸통을 스트레칭할 반대 방향으로 회전하여 좀 더 늘려주세요.
④ 30초간 늘리며 3~5회 반복합니다.
⑤ 팩 댁 플라이 운동을 하는 것처럼 본인이 낼 수 있는 힘의 10~30% 정도로 벽에 대해 저항하는 힘을 준 상태에서 근육을 늘린다면, 좀 더 효과적으로 늘릴 수 있습니다.

(3) 작은가슴근 스트레칭

큰가슴근 스트레칭 자세에서 팔만 30도 정도 조금 더 올려주면 작은가슴근을 풀 수 있어요. 이때 좀 더 효과적으로 스트레칭을 진행하려면 어깨뼈를 후인 하강해 주세요. 스트레칭 방법은 작은가슴근과 동일하게 진행합니다.

2. 전면 어깨세모근 근막이완 및 스트레칭

어깨세모근은 역학적으로 불리한 지레 원리를 가지고 있어 과사용되어 뭉치기 쉬우니 가슴 스트레칭 후에도 어깨에 불편함이 있다면 꼭 풀어주시기를 바랍니다.

(1) 전면 어깨세모근 근막이완

> ① 마사지 볼을 어깨 앞쪽에 올려줍니다. 위 아래, 좌우로 굴리며 전체적으로 통증이 줄어들 때까지 풀어줍니다.
> ② 밑에서부터 위로 이동하며 가장 아픈 지점에서 통증이 줄어들 때까지 지그시 압박해 줍니다.

2) 전면 어깨세모근 스트레칭

> ① 손을 외회전하여 바벨 또는 물체를 이용하여 손을 고정합니다.
> ② 앞으로 이동하여 팔에 신전이 일어나도록 만들어 줍니다. 20초~30초간 5회 늘려줍니다.

3. 벤치 프레스 자세교정 운동

라운드 숄더가 심한 사람은 중간, 하부 등세모근이 늘어나 어깨뼈 후인 하강
을 하기 힘들어요. 그래서 중간 등세모근과 하부 등세모근을 강화할 수 있는
쉬운 운동 방법을 알려드릴게요.

(1) 하부 등세모근

① 선 자세에서 양발로 세라 밴드를 고정 후 팔을 잡아줍니다.
② 바벨로우 자세처럼 상체를 45도 숙이고 무릎을 약간 구부려 Hip hinge
자세를 취합니다.
③ 몸통과 양팔의 모양이 Y가 되도록 머리 높이까지 팔을 편 상태로 올려
줍니다. 10회 3세트 진행해 주세요.

2) 중간 등세모근

① 선 자세에서 세라밴드를 언더그립으로 잡은 후 팔을 앞으로 뻗어줍니다.
② 뻗은 팔을 양 옆으로 벌려줍니다. 3초간 유지 후 천천히 돌아옵니다.
③ 10~15회 3세트 진행해 주세요.

이번 강의는 벤치프레스를 할 때 발생할 수 있는 통증을 관리하는 방법을 배웠어요. 사실 벤치프레스를 통증 없이 하기 위해서는 근막이완 및 스트레칭도 중요하지만 운동할 때 바른 자세를 잡는 것이 무엇보다 중요해요. 그러니 벤치프레스를 할 때는 자기 팔이 바닥과 수직을 이루며 내려가는지 혹은 본인 몸에 맞게 충분히 팔을 벌려 어깨에 불편함이 없고 바벨을 밀었을 때 가슴에 자극이 잘 오는지 마지막으로 레그 드라이브를 이용하여 효율적으로 어깨뼈 후인 하강 및 가슴 확장을 잘하고 있는지 확인하시기 바랍니다.

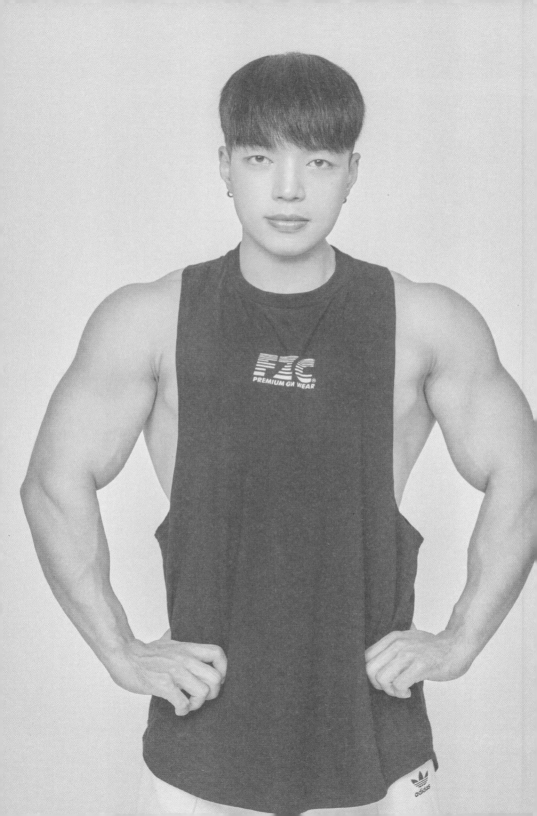

6장

어깨 운동 시 통증 이유

어깨 운동을 할 때 아픈 이유
어깨뼈와 위팔뼈의 움직임

대표적인 어깨 운동으로는 밀리터리 프레스와 사이드 래터럴 레이즈가 있습니다. 이 둘뿐만 아니라 앞쪽 어깨세모근, 뒤쪽 어깨세모근 운동 방법 등 다양한 어깨 운동 방법이 있는데, 모든 어깨 운동에서 통증 없이 운동하기 위해서는 어깨뼈와 위팔뼈의 움직임을 이해할 필요가 있어요. 어깨뼈와 위팔뼈는 서로 일정한 비율을 유지하며 움직입니다. 그 덕에 두 뼈가 서로 부딪히지 않고 움직일 수 있는데요 이 리듬에 대해 조금 더 자세히 알아볼게요.

1. 어깨뼈-위팔뼈의 리듬

어깨뼈와 위팔뼈는 팔을 올릴 때 서로 충돌 없이 움직이기 위해서 일정한 리듬을 가지고 움직입니다. 예를 들어 차렷 자세에서 팔을 옆으로 귀까지 올린다고 했을 때 팔은 총 180도를 움직이게 되는데, 이때 위팔뼈와 어깨뼈는 2:1 비율로 각각 120도 60도로 움직입니다. (그림 45) 일정한 비율을 갖고 움직이는 이 리듬을 전문적인 용어로 위팔뼈-어깨뼈 리듬(Humeroscapular rhythm)이라 부르는데요 이 규칙적인 리듬 덕분에 위팔뼈가 어깨뼈의 지붕에 부딪히지 않고 팔을 움직일 수 있습니다. (그림 46-1) 사실 2:1 비율의 움직임뿐만 아니라 위팔뼈는 45도 바깥 돌림, 어깨뼈는 20도 뒤 기울임 움직임이 같이 발생하기 때문에 더욱더 안전하게 팔의 벌림 동작을 만들어 줍니다. (그림 46-2) 왜냐하면 이 추가적인 움직임은 위팔뼈의 큰결절이 어깨뼈 지붕의 가장 큰 공간에 적절히 위치할 수 있도록 만들어 주기 때문입니다.

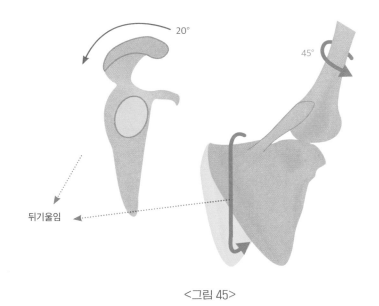

<그림 45>

어깨뼈의 상방 회전은 어깨세모근, 앞톱니근과 상부, 하부 등세모근의 균형 잡힌 수축으로 인해 어깨뼈의 큰 이동 없이 제자리에서 발생할 수 있습니다. 특히 앞톱니근과 하부 등세모근은 직접적으로 어깨뼈의 상방 회전 동작을 만들기 때문에 아주 중요한 역할을 해요. 이 근육들을 자세히 살펴보면, 앞톱니근은 갈비뼈 1번에서 9번에 붙어 어깨뼈의 안쪽 면으로 이어지는 주

행 방향을 가지며, 여러 갈비뼈에 붙어
있는 근육 모습이 톱니 모양을 띠어 앞
톱니근이라 불립니다. 이 근육은 어깨
뼈 앞쪽을 지나 어깨뼈 내측에 붙기 때
문에 어깨뼈를 몸통에 밀착시키는, 즉
어깨뼈를 몸통에 안정적으로 놓이게 하
는 중요한 안정자 역할을 합니다.

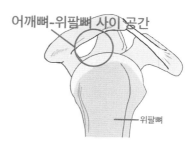

<그림 46-1>

　(그림 47, 왼쪽) 하부 등세모근은 세 갈래의 등세모근 중 제일 아래에 위치
하는 근육으로 흉추 5번에서 12번에서 시작하여 어깨뼈의 가시라고 불리는
곳 안쪽 면에 붙습니다. 이렇게 형성된 근육 결을 따라 하부 등세모근은 어
깨뼈를 밑으로 내리며 상방 회전 동작을 만들어 냅니다. (그림 47, 오른쪽)
이 두 근육은 서로 협업하며 어깨뼈를 제자리에서 상방 회전 동작을 만드는
주된 역할을 합니다.

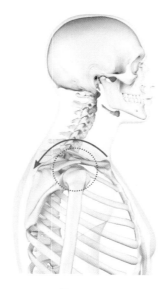

<그림 46-2>

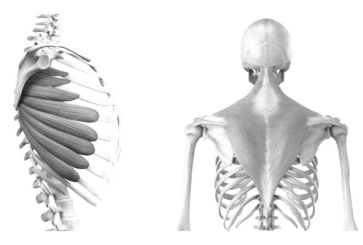

<그림 47>

2. 어깨 운동 시 발생하는 손상 기전

좌식 생활과 컴퓨터 업무가 많은 요즘에는 어깨뼈와 위팔뼈의 리듬이 깨진 사람이 많습니다. 특히 등이 굽어지고 목이 앞으로 빠진 라운드 숄더 자세를 많이 가지고 있는데 이 자세에서 어깨뼈는 앞으로 빠지고 하방 회전이 일어 나며 어깨가 앞으로 말리며 위팔뼈는 내회전된 위치로 이동합니다. 이때 목 이 몸의 중심선보다 앞으로 나와 있어 목을 잡기 위해서 상부 등세모근과 어 깨올림근이 과 활성화되며 앞으로 말린 어깨 때문에 큰가슴근과 작은가슴근 이 짧아져 앞톱니근과 하부 등세모근은 제대로 작동하지 못하는 위치가 됩니 다. 쉽게 말해 장기적으로 라운드 숄더 자세를 취한다면 어깨뼈는 적절히 상 방으로 회전하지 못하게 된다는 뜻입니다.

그럼 라운드 숄더를 가진 사람이 어깨 운동을 한다면 어떤 손상이 발생할 수 있는지 말씀드릴게요. 어깨 운동의 핵심은 어깨뼈의 상방 회전입니다. 하지만 평소 팔 무게를 들어 올릴 때보다 더 무거운 중량을 올려야 해서 앞톱니근, 하부 등세모근, 상부 등세모근, 어깨세모근의 더 많은 활성도를 요구하죠. 건강한 사람이라면 어깨세모근과 상부 등세모근의 강한 수축에 대해 앞톱니근과 하부 등세모근이 저항하여 어깨뼈가 제자리에서 상방 회전할 수 있어요. 하지만 앞톱니근과 하부 등세모근의 활성도가 떨어진 사람의 어깨뼈는 적절히 상방 회전하지 못하기 때문에 부족한 가동 범위는 위팔뼈를 더 벌려 보상하려 하게 되고, 결국 낮아진 어깨뼈 지붕에 위팔뼈가 충돌하게 됩니다. 더 나아가 앞톱니근이 심하게 약한 사람은 어깨세모근과 가시위근의 수축에 의해 오히려 어깨뼈가 하방 회전하게 돼요. 이때 앞톱니근의 약화로 인해 어깨뼈 안쪽 면이 가슴 우리에서 밀착되지 못하고 뜨게 되는데 이것을 전문적인 용어로 날개 어깨뼈(Winging scapulae)라고 합니다. 날개 어깨뼈가 있는 사람은 뒤에서 봤을 때, 팔을 올리거나 내리는 도중 어깨뼈 안쪽이 툭 튀어나오는 모습을 관찰할 수 있어요.

어깨뼈의 상방 회전이 제한되거나 날개 어깨뼈를 보인다면 팔을 올리는 운동 시 어깨뼈 지붕과 위팔뼈 사이의 충돌로 그 사이에 있는 가시위근 힘줄, 이두근 힘줄, 윤활낭 등 다양한 구조물들이 집혀 손상을 받으며 심한 경우 힘줄이 끊어져 수술해야 할 수도 있습니다. 어깨세모근은 평소 중력 방향에 대해 떨어지려는 팔을 잡아주는 중요한 역할을 하며, 돌림근띠가 팔을 밑으로 내리는 힘과 섞여 결과적으로 위팔뼈 머리를 어깨뼈의 오목한 관절면에 밀착시키는 역할을 합니다. (그림 48, 왼쪽) 하지만 굽은 등(라운드 숄더) 같은 자세를 취하면 어깨뼈가 하방 회전된 위치에 놓이게 되므로 비스듬한 어깨뼈 관절면에 위팔뼈가 걸쳐져 얻을 수 있는 기계적 이점이 감소하게 됩니다. 그러면 떨어지는 위팔뼈를 잡아당기기 위해 어깨세모근이 과 활성화 되는데 이때 위팔뼈를 위로 잡아당기는 힘이 강해져 어깨 충돌을 가중시킬 수 있습니다. (그림 48, 오른쪽)이처럼 다양한 원인으로 어깨뼈 상방 회전이 적절하게 일어나지 못한다면 어깨 운동을 할 때 많은 문제점이 발생할 수 있습니다. 그러니 어깨 운동을 할 때 통증이 있다면 날개 어깨뼈(어깨뼈 안쪽면이 튀어나오는 자세)가 보이는지 또는 어깨뼈 상방 회전이 제자리에서 잘 일어나는지 확인해 보시기 바랍니다.

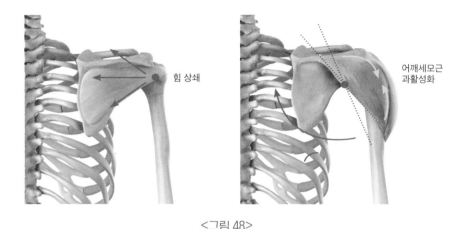

힘 상쇄

어깨세모근
과활성화

<그림 48>

3. 사이드 래터럴 레이즈 운동 시 발생하는 손상 기전

사이드 래터럴 레이즈는 밀리터리 프레스와 어깨세모근을 타깃으로 한다는 점에서 유사한 운동이지만 위팔뼈 벌림 각도와 회전 방법에 차이가 있습니다. 밀리터리 프레스는 위팔뼈가 외회전 된 상태에서 동작이 일어나는 반면 사이드 래터럴 레이즈 운동은 팔이 내회전된 상태에서 고정되어 운동이 진행된다는 점이에요.

(그림 49) 뉴먼의 기능 해부학 내용을 인용하자면 팔을 안전하게 움직이기 위해서는 어깨뼈의 20도 뒤기울임과 위팔뼈의 45도 정도의 외회전이 필요하다고 합니다. 만약 몸통 옆으로 팔의 외회전을 제한한 상태에서 팔을 벌린다면 위팔뼈의 큰결절과 봉우리 밑 공간에 있는 구조물들이 충돌할 가능성이 커집니다. 따라서 사이드 래터럴 레이즈 운동은 생체역학적으로 어깨 부상의

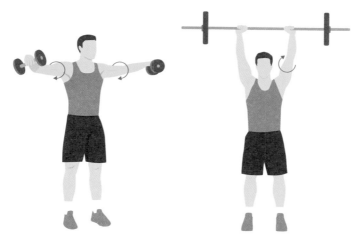

<그림 49>

위험이 높다는 것을 알 수 있어요. 또한 사이드 레터럴 레이즈 운동을 할 땐 팔의 무게보다 더 무거운 무게를 어깨세모근이 받고 있기 때문에 위팔뼈-어깨뼈 리듬에 이상이 있는 사람은 심각한 어깨 부상을 입을 수 있습니다. 특히 사이드 레터럴 레이즈 운동을 통증 없이 진행하기 위해서는 앞톱니근의 역할이 아주 중요해요. 앞톱니근은 사이드 래터럴 레이즈 운동 중 어깨세모근과 가시위근에 의해 생성되는 어깨뼈의 하방 회전 힘을 막아주며 어깨뼈의 뒤 기울임과 상방 회전을 통해 적절한 어깨뼈-위팔뼈 사이 공간을 만들어 어깨 충돌을 방지해 주기 때문입니다.

또한 어깨 벌림 동안 근육의 활성 패턴을 분석한 자료에 따르면 (그림 50) 하부 등세모근은 벌림 120도 이후 활성도가 급격하게 증가하는 반면 앞톱니근은 벌림 초반부터 꾸준히 활성도가 증가하기 때문에 벌림의 각도가 제한된 사이드 래터럴 레이즈 운동에서 앞톱니근의 초기 활성화는 통증을 예방하는 데 매우 중요한 포인트에요. 그러니 사이드 래터럴 레이즈 운동 중 어깨에 불편함이 있다면 앞톱니근 근력을 확인하고 만약 약하다면 어깨 운동 전 먼저 앞톱니근 운동을 진행하는 것을 추천해 드려요.

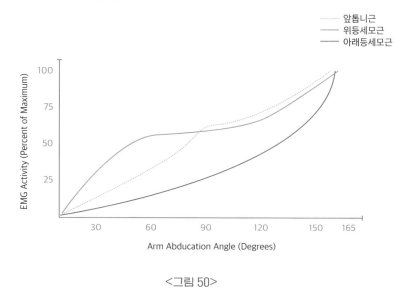

<그림 50>

4. 회전근개의 역할과 기능 상실

운동을 오래 하신 분들이라면 돌림근띠라는 말을 들어 보셨을 거예요. 돌림근띠란 어깨를 둘러싸고 있는 4개의 근육으로 위쪽에 위치한 가시위근, 어깨뼈 뒤쪽에 위치한 가시아래근, 작은원근 어깨뼈 앞에 위치한 어깨밑근으로 구성되어 있습니다. 이 근육들은 팔의 안쪽 돌림, 바깥 돌림, 팔의 벌림 동작을 만들 뿐만 아니라 위팔뼈를 어깨뼈의 접시오목에 밀착시켜 접시오목 위에서 위팔뼈의 움직임이 일어날 때 중심에서 벗어나지 않고 운동할 수 있게 만들어 줍니다. 위팔뼈가 제자리에서 움직이는 덕분에 팔을 움직일 때 어깨에 충돌 없이 운동을 할 수 있게 되는 것이죠.

  돌림근띠는 어깨뼈와 위팔뼈에 붙어 있으며 팔의 움직임 시 적절한 길이로 늘어나면서 생기는 장력으로 모든 가동 범위에서 위팔뼈를 어깨뼈 접시오목에 붙어있게 합니다. 하지만 어깨뼈-위팔뼈의 리듬이 깨지면 돌림근띠 장력에 변화가 생깁니다. 예를 들어 앞서 말씀드린 라운드 숄더로 인해 과활성화된 상부 등세모근은 팔 올림 동작의 초기에 하부 등세모근이나 앞톱니근보다 먼저 수축하게 되는데 이로 인해 어깨뼈가 너무 빨리 상승해 돌림근띠가 적절히 늘어날 수 없는 위치가 되고 위팔뼈를 접시오목에 제대로 고정할 수 없게 됩니다.

이런 동작이 계속되면 결국 돌림근띠 활성도가 떨어지게 되고 운동 중 저항으로 인해 활성도가 높아진 어깨세모근이 위팔뼈를 위쪽으로 잡아당기는 힘에 대해 저항하지 못해 어깨 충돌을 일으키게 됩니다. 특히 가시위근은 위팔뼈를 위쪽에서 덮고 있는 돌림근띠로써 팔 움직임에서 가장 많이 이용되는 근육 중 하나인데 팔 벌림 동안 어깨세모근을 보조하며 위팔뼈 벌림 동작을 만드는 동시에 위쪽으로 미끄러지는 위팔뼈를 밑으로 압박해 충돌을 방지하는 역할을 합니다.

이처럼 중요한 역할을 하는 가시위근은 사실 역학적 이득 즉, 효율이 매

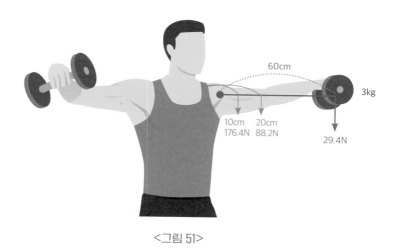

<그림 51>

우 취약한 근육이에요. 예를 들어 그림 51을 보면 어깨 운동 축으로부터 가시위근의 부착 지점을 보면 매우 짧은 거리를 가지고 있습니다. 덕분에 작은 부하가 가해지더라도 가시위근은 팔을 올리기 위해서 다른 근육들에 비해 매우 큰 힘을 내야 하는 특징이 있습니다. 예를 들어 가시위근이 운동 축으로부터 10cm 떨어져 있고 팔 길이가 60cm인 사람이 사이드 래터럴 레이즈 운동을 할 때 3kg의 덤벨을 들어 올린다면 덤벨이 가하는 29.4N을 들어 올리기 위해 가시위근은 176.4N의 힘을 내야 합니다. 하지만 가시위근이 좀 더 위팔뼈 밑에 붙어(원위부) 20cm의 거리가 있다면 3kg를 들어 올리기 위해 88.2N의 힘이 필요했을 거예요. 쉽게 말해 근육의 위치가 조금만 바뀌어도 앞서 필요했던 힘의 절반보다 작은 힘만 사용하여 가해지는 저항에 대해 버틸 수 있다는 말이에요. 이처럼 가시위근은 비효율적으로 작용하는데 여기에 더불어 근육의 크기가 작기 때문에 근육이 무리하게 사용될 때 쉽게 다칠 수 있습니다.

요약하자면 비정상적인 어깨뼈-위팔뼈 리듬이 있다면 어깨 운동을 할 때 손상을 입을 확률이 높아진다는 것입니다. 특히 힘줄이나 인대 같은 회복하기 힘든 구조물들이 손상되기 쉽기 때문에 만약 어깨 운동을 할 때 통증이 있다면 먼저 문제점을 해결하고 다시 운동을 진행하시기 바랍니다.

1. 위쪽 등세모근의 과활성화는 위팔뼈와 어깨뼈 사이 리듬을 방해한다.

2. 팔을 올리는 동작에서 어깨뼈의 뒤기울임과 위팔뼈의 외회전은 "어깨뼈-위팔뼈 사이 공간" 을 확보해 어깨 충돌을 예방할 수 있다.

3. 팔 벌림(Abduction) 동작 초기에 앞톱니근의 활성도가 가장 높기 때문에 사이드레터럴레이즈 운동을 할 때 앞톱니근의 활성도가 중요하다.

4. 가시위근은 위팔뼈를 밑으로 눌러 위쪽으로 올라오지 못하게 막는 역할을 통해 어깨 충돌을 막는 역할을 하며 역학적으로 불리한 위치에 있어 과사용으로 인한 손상이 발생하기 쉽다.

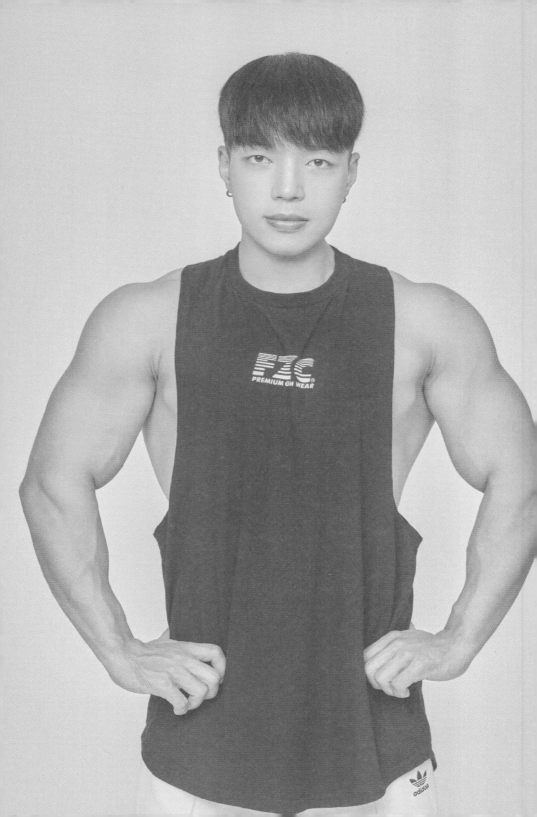

6-1장

어깨 운동 자세교정 및 근막이완

어깨 운동 자세교정 및 근막이완
올바른 어깨 운동을 위해

1. 근막이완 및 스트레칭

위등세모근 (상부 등세모근)

상부 등세모근은 옷걸이 기능을 하는 자세 유지 근육으로 매우 중요한 근육입니다. 왜냐하면 목의 움직임을 만들거나 목을 고정해 보호해 주고 옷걸이처럼 목과 팔이 떨어지지 않게 잡아주는 역할을 하기 때문인데요 추가로 빗장뼈에 붙어 빗장뼈를 뒤, 위쪽으로 잡아당기기 때문에 말린 가슴을 펴는 것에도 중요한 기능을 해요. (그림52) 하지만 장시간 좌식 업무로 라운드 숄더를 가진 사람은 앞으로 빠진 목을 잡기 위해 상부 등세모근의 긴장도가 높아진 상태입니다. 동시에 목을 앞으로 빼고 가슴을 앞으로 말고 있기 때문에 늘어난 위치에 놓여있어요.

적절한 휴식 없이 이 상태가 장시간 지속되면 늘어난 위치에서 지속적으로 사용된 상부 등세모근의 혈액 순환에 문제가 생기고 조직이 딱딱해지는 변형이 생깁니다. 실제로 거북목이 심한 사람의 상부 등세모근을 만져보면

안에서 단단한 조직이 잡히는 것을 느낄
수 있어요. 이런 변형은 근육의 기능 저
하로 이어지게 되고 약해진 근육은 다시
자세를 잡기 위해 전보다 더 과하게 활
성화됩니다.

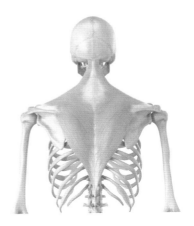

그럼 앞에서 설명한 과정이 다시 반복
되며 악순환에 빠지게 돼요. 이런 이유
로 상부 등세모근이 뻐근할 때 마사지를
하게 되면 늘어난 상부 등세모근이 더
늘어나기 때문에 다시 목을 잡기 위해

<그림 52>

긴장도가 올라가면서 어깨에 담이 걸릴 수 있어요. 그래서 앞서 말씀드린 것
처럼 상부 등세모근은 근막이완 후 신장성 수축을 이용한 스트레칭 및 운동
을 하시는 것을 추천해 드립니다. 상부 등세모근에 대한 관리법은 렛 풀 다
운 자세교정 편을 참고하시기 바랍니다.

2. 어깨올림근

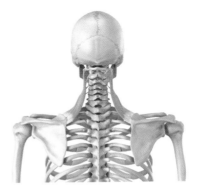

어깨올림근은 상부 등세모근과 함께 어
깨뼈를 위로 당기거나 목을 뒤로 젖히는
대표적인 근육 중 하나로 경추 1~4번 횡
돌기에 붙어 어깨뼈 내측 상단에 시작하
는 근육입니다. 이 근육은 목을 앞으로
내민 자세를 오래 취하거나 주짓수같이
목을 뒤로 강하게 펴야 하는 상황에서 과

<그림 53>

사용되어 통증을 유발할 수 있는데 어깨뼈 안쪽면을 따라 목까지 쑤시는 듯한 통증을 유발하며 어깨뼈 상방 회전을 방해하기 때문에 어깨 통증이 있다면 꼭 풀어야 할 근육 중 하나입니다. 그럼 어깨올림근 관리 방법을 알려드릴게요.

(1) 어깨올림근 근막이완

어깨올림근을 푸는 방법은 상부 등세모근에 비해 간단합니다. 하지만 만성적인 목 통증 또는 어깨 통증이 있다면 근막 유착이 심해 체중을 싣기만 해도 심한 통증이 유발될 거예요. 통증이 심해 불편하다면 벽에 기대어 진행하시길 추천해 드려요.

① 풀고자 하는 어깨올림근 반대쪽 손을 해당 부위 어깨에 올려 손가락으로 누르면 어깨뼈 안쪽에 오돌한 뼈를 만질 수 있어요
② 해당 부위에 마사지 볼을 놓고 천장을 바라보고 누워 줍니다.
③ 통증이 절반 정도 줄어들 때까지 체중을 실어 지그시 압박해 줍니다.
④ 통증이 줄어들었다면 팔의 굽힘, 폄 또는 벌림, 모음을 반복하며 다시 통증이 줄어들 때까지 진행합니다.
⑤ 통증이 더 줄어들었다면 고개를 풀고자 하는 부위 반대쪽으로 45도 돌린 후 뒤통수를 반으로 나누듯이 손으로 잡아 고개를 숙인 상태에서 다시 팔을 움직이며 진행해 주세요.
⑥ 마사지 볼 위치를 조금씩 이동하며 3~5세트 반복해 주세요.

(2) 어깨올림근 스트레칭

① 늘려줄 어깨올림근 반대쪽으로 고개를 45도 옆으로 돌려줍니다.
② 늘려줄 어깨올림근 쪽 손을 목뒤로 가져옵니다. 이 자세는 어깨뼈를 상
방 회전 위치로 만들기 때문에 어깨올림근을 좀 더 늘려줄 수 있어요.
③ 반대쪽 손으로 뒤통수를 잡아 30초간 3~5회 정도 늘려줍니다.
④ 정적 스트레칭이 끝났다면 뒤통수를 누르는 손에 대해 본인 힘의 20~30%
의 힘으로 저항하며 신장성 수축을 이용한 스트레칭을 10회 진행합니다.

3. 앞톱니근 (전거근)

앞톱니근의 근력 검사를 정확히 하려면 전문가에게 받기를 권장합니다. 간단
하게 앞톱니근의 근력을 확인하는 방법을 알려드릴게요.

(1) 앞톱니근 근력 검사

① 무릎을 꿇고 팔굽혀 펴기 자세를 잡습니다.
② 척추 정렬을 유지하고 팔꿈치를 편 상태로 팔굽혀 펴기를 5회 반복합
니다. 이때 등이 둥글게 구부러지지 않도록 주의합니다.
③ 미는 동작을 할 때 양쪽을 비교하며 어깨뼈가 상방 회전되지 않거나 반
대로 하방 회전되는지 또는 어깨뼈의 내측이 튀어나오는지 확인합니다.
④ 만약 위 증상이 발견된다면 앞톱니근의 근력이 약하다는 뜻입니다.

(2) 앞톱니근 운동

만약 앞톱니근의 약화가 확인되었다면 운동을 진행합니다. 대표적인 앞톱
니근 운동으로는 WALL SLIDE가 있습니다.

① 수건이나 폼롤러를 벽과 전완 사이에 두고 양팔을 어깨너비로 평행하게
세워 고정합니다.

② 복압을 잡아 허리가 꺾이지 않게 척추 정렬을 유지하며 양팔을 평행하게
유지한 채 아래팔로 수건 또는 폼롤러를 누르며 위로 올려줍니다. 운동
중 양팔이 서로 평행하도록 항상 신경 써 주시기 바랍니다.

③ 앞톱니근이 충분히 활성화될 수 있도록 통증이 없는 범위 내에서 실패 지
점 또는 20회 3세트 진행하는 것을 추천해 드려요. 좀 더 강하게 자극을
주고 싶다면 양 손목에 세라밴드를 감싸 진행할 수 있습니다.

4. 상부 등세모근 조기 수축 교정

하부 등세모근은 어깨뼈 상방 회전이 일어날 때 후반으로 갈수록 참여도가 높아지는 근육입니다. 이 근육은 어깨뼈 상방 회전 동작을 만드는 동시에 아래로 잡아당기기 때문에 어깨뼈가 제자리에서 움직이는 데 매우 중요한 역할을 합니다.

하부 등세모근 운동은 대표적으로 엎드린 상태에서 팔을 Y 모양으로 올리는 Y Arm raised가 있습니다. 하지만 하부 등세모근이 약한 사람은 운동 초기부터 상부 등세모근의 수축 패턴이 일어나 제대로 운동할 수 없으니 먼저 선 자세에서 벽에 기대 시작하는 것을 추천해 드립니다.

① 벽을 마주 보고 최대한 가까이 붙습니다.
② 팔을 Y 모양으로 팔꿈치를 편 상태로 올려줍니다. 이때 뒤쪽으로 엄지를 세워주세요.
③ Y 방향으로 팔을 5초간 최대한 뻗었다가 넓은등근을 이용해 5초간 조여줍니다. 이 방법을 통해 긴장감을 잃어버린 돌림근띠와 하부 등세모근에 자극을 줄 수 있어요. 10회 정도 진행합니다.
④ 충분히 돌림근띠와 넓은등근을 자극했다면 넓은등근을 살짝 조인 상태에서(어깨뼈 후인, 하강) 엄지 방향으로 팔을 벽에서 떨어뜨려 줍니다. 이때 허리가 꺾이지 않도록 주의하세요. 10회 3세트 진행합니다.
⑤ 10회 3세트가 쉬워진다면 누워서 진행해 주세요. 평소 어깨 운동 후 상부 등세모근이 많이 뭉치는 분들은 어깨에 안 좋은 패턴이 있을 확률이 높으니 이 운동을 꼭 진행해 주세요.

5. 돌림근띠

마지막으로 돌림근띠 운동을 진행해 줍니다. 돌림근띠 운동은 오십견이나 어깨에 심한 부정렬 또는 문제가 있으면 전문가에게 찾아가는 것을 추천드리고 그렇지 않으면 팔의 벌림 동작과 함께 진행해 주시는 것을 추천드립니다.

낮은 저항으로 실패 지점 또는 20회 3세트 반복해 주시고 팔 외회전 시 팔꿈치가 W 모양이 되지 않도록 주의하세요. 돌림근띠 운동은 상부 등세모근과 하부 등세모근에 대한 중재가 끝난 후 진행하시길 추천합니다.

(1) 돌림근띠 운동

> ① 발바닥으로 세라밴드 가운데를 잡아 고정하고 양쪽 팔로 세라밴드 끝을 잡아줍니다.
> ② 차려 자세에서 팔꿈치를 90도 굴곡하여 그대로 90도 벌려줍니다.
> ③ 어깨를 벌린 상태에서 팔꿈치를 회전축으로 잡아 90도 외회전을 진행합니다.
> ④ 90도 외회전한 상태에서 Y자로 팔꿈치를 펴줍니다. 제대로 하셨다면 팔을 폈을 때 어깨세모근 안쪽으로 얇게 가시위근이 수축하는 것을 느낄 수 있을 거예요.

이번 장은 어깨 운동 때 발생하는 통증을 관리하기 위한 간단한 검사 방법과 근막이완 및 운동을 알아봤습니다. 사실 사이드 래터럴 레이즈 운동은 단일 관절 운동으로 어깨를 기능적으로 쓰지 못하기 때문에 웨이트 초보자일수록 부상당할 확률이 높습니다. 개인적으로 웨이트를 막 시작한 초보자라면 충돌 위험이 적고 복합 관절 운동인 밀리터리 프레스를 먼저 배우시길 추천드려요.

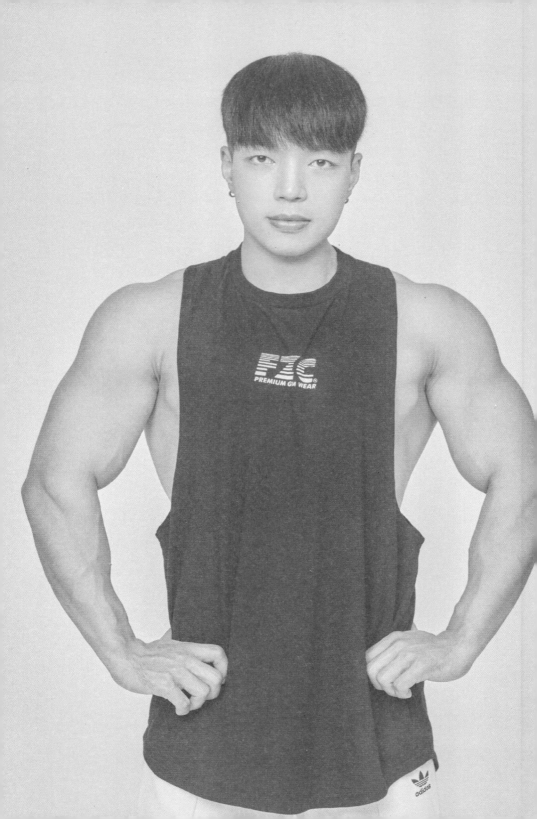

7장

운동 시 허리 통증 이유

운동 시 허리 통증 이유
통증 없는 운동을 위해

웨이트 트레이닝을 하다 보면 알게 모르게 허리가 아픈 분들이 많아요. 데드리프트나 스쿼트를 할 때는 물론이고 어깨 운동을 할 때도 허리 통증을 호소하는 분들이 많은데 허리는 어떤 구조로 되어있고 어떤 상황에 놓일 때 통증이 발생하는지 알아볼게요.

1. 허리의 구조

척추는 세 부분으로 나눌 수 있어요. 밑에서부터 5개의 허리뼈, 중간의 흉추 12개, 마지막으로 목뼈로 7개로 이루어진 척추는 저마다 곡선이 다르기 때문에 옆에서 보면 구불구불한 모양을 가지고 있어요. 덕분에 수직으로 가해지는 압력에 대해 스프링처럼 충격을 흡수했다가 고르게 분산시킬 수 있는 이점이 있죠. (그림 54) 그중에서 가장 크기가 큰 허리뼈는 충격을 흡수하는데 큰 비중을 담당하고 있어요. 하지만 척추가 압력에 대해 충격을 적절히 흡수하려면 기본적인 모양 즉 중립 자세를 유지하는 능력이 필요해요. 이러한 이유로 리프팅 운동을 할 때 허리 중립을 유지하는 것이 중요한 것입니다. 그럼 척추를 지지하는 근육들은 어떤 친구들이 있는지 말씀드릴게요.

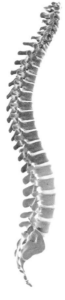

목뼈
(경추, Cervical vertebrae)

등뼈
(흉추, Thoracic vertebrae)

허리뼈
(요추, Lumbar vertebrae)

<그림 54>

　먼저 허리의 복압을 만들어 주는 코어 근육이 있습니다. 데드리프트를 다른 챕터에서 운동할 때 복압이 약하면 부상을 입을 수 있다 말씀드렸어요. 코어 근육은 복대처럼 허리를 감싸고 있는 근육이에요. 코어 근육은 몸통을 둘러싸고 있는 배가로근, 척추 뒤쪽에 붙어있는 심부 기립근인 뭇갈래근, 밑쪽의 바닥을 형성하는 골반가로막, 위쪽의 가로막으로 구성되어 있습니다. (그림55)가 근육들은 팔, 다리에 움직임이 발생하기 전에 먼저 수축하여 복압을 형성하기 때문에 몸통을 안전하게 고정해주는 역할을 합니다.

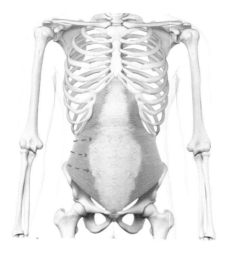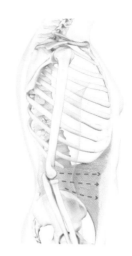

<그림 55>

　덕분에 단단한 몸통을 기준으로 팔, 다리에서 원활한 움직임이 일어날 수 있어요. 추가적으로 허리 양쪽에서 잡아주는 엉덩허리근과 골반 옆에 붙어 골반 흔들림을 잡아주는 중간볼기근, 허리를 잡아주는 허리네모근 등 자세 유지 근육들이 개입해 몸의 안정성을 높여줍니다. (그림 56) 그럼 이 근육들이 어떻게 약해지는지 말씀드릴게요.

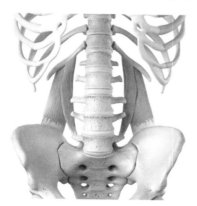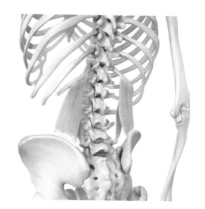

<그림 56>

2. 코어 근육 약화

2족 보행은 인간만이 할 수 있는 특징이에요. 물론 두 발로 설 수 있는 동물은 있지만 보행이 가능한 동물은 인간이 유일합니다. 사실 인류는 2족 보행하기 위해 600만 년이라는 오랜 시간을 걸쳐 진화했어요.

특히 엉덩이 근육은 두 손을 사용하며 자유롭게 움직이기 위한 요구를 충족하기 위해 더 높은 가동성과 안정성을 제공할 수 있도록 발달했으며 마찬가지로 4족 보행일 때는 받지 않던 수직 압박을 견디기 위해 우리 코어 근육은 더 강하게 발달할 필요가 있었죠. 하지만 300년도 안 되는 기간 동안 산업혁명을 거쳐 우리 인류는 급격한 문화 변화를 겪었어요. 그 예로 예전에는 뛰고 사냥하는 것이 하루의 주된 일이었다면 현재는 앉아서 일하는 것이 주된 일이죠. 그래서 엉덩이 사용은 줄어들어 약해지고 가동 범위도 줄어들었어요. 쉽게 말해 몸을 안전하게 만들어 주는 근육들이 약해지고 있다는 뜻이에요. 그럼 적절한 운동 없이 앉은 자세를 지속할 때 허리에서 어떤 변화가 일어나는지 말씀드릴게요.

3. 앉은 자세가 허리에 미치는 영향

선 자세에서 몸의 수직 부하는 척추가 흡수하고 나머지는 골반을 타고 두 다리로 분산되기 때문에 무거운 물건을 들지 않는 이상 허리에 크게 부담이 가지 않아요. 하지만 앉은 자세에서는 수직 압력을 오로지 허리로 버텨야 하므로 허리의 부담이 증가해요.

실제로 자세에 따른 디스크 압력을 측정한 연구한 결과에 따르면 선 자세에서 척추에 가해지는 부하량을 100이라고 했을 때 바르게 앉은 자세에서는 부하량이 140까지 증가했습니다. 하지만 책상 활동을 할 때 대부분 허리를 구부리고 있는데 이 자세에서는 허리에 가해지는 부하량이 190 또는 그 이상까지 증가하였습니다. 왜냐하면 허리를 숙여 요추의 전만이 소실되면 스프링과 같은 충격 흡수 기능이 제대로 작동하지 않으며 척추 뒤쪽 공간이 넓어져 디스크가 뒤쪽으로 튀어나오려고 하기 때문이에요. 게다가 코어 근육도 제대로 작동하지 않아 척추뼈로 체중을 지탱하는 비율이 커지기 때문에 허리에 가해지는 스트레스가 더 증가합니다.

4. 자세가 무너지는 과정

그러면 사람의 자세가 어떻게 무너지는지 말씀드리겠습니다. 예를 들어 건강한 A씨가 취직했다고 생각해 보겠습니다. 평소 A씨는 주기적인 운동으로 아픈 곳 없이 건강한 몸을 유지하고 있었어요. 하지만 취직 후 잦은 야근으로 긴 시간 동안 허리를 숙여 앉아서 일하게 되었습니다. 이때 A씨의 코어 근육들은 오래 앉아 있는 자세로 인해 약해지게 되고 척추 중립 및 허리를 세워주는 근육들은 숙인 자세를 잡기 위해 오랜 시간 일해 나중에는 탈진해 제대로 일을 할 수 없는 상태가 돼요. 그럼 허리뼈에 가해지는 수직 압력이 강해지기 때문에 이를 막기 위해 허리 근육의 긴장도는 더욱더 올라가게 되고 또 지쳐서 탈진하는 등 악순환이 반복됩니다.

결국 긴장도가 올라가고 약해진 허리 근육들은 허리 통증을 유발하고 제기능을 못 하게 돼요. 하지만 금방 나을 거라 생각해 진통, 소염제를 먹으며 계속 일하다 결국 디스크가 터져 심한 허리 통증 및 다리 저림을 호소하며 병원에 실려 가게 됩니다. 하지만 안타깝게도 A씨는 앞으로도 자잘한 허리 통증을 자주 겪게 될 거예요. 오랜 시간 기능을 못 한 코어 근육들은 휴식을 취하더라도 자기의 기능을 잃어 제대로 작동하지 못하기 때문이에요.

좀 더 쉽게 말하자면 자전거와 같이 어릴 때 배웠던 익숙하던 동작을 오랜 시간이 지나서 오랜만에 한다면 예전만큼 익숙하지 않은 것처럼 근육도 오랫동안 단축 또는 이완되어 있다가 다시 수축하려고 하면 제대로 일하지 못한다는 뜻이에요. 특히 코어 근육들은 팔, 다리 근육처럼 수축 길이가 길지 않기 때문에 코어 근육이 작동되는 정확히는 수축되는 느낌을 느끼기 어려워 다시 운동을 배우는 것도 힘들어요. 또한 허리 근육은 오랜 긴장으로 인해 약해져 있으며 근막도 유착되어 있을 가능성이 높기 때문에 적절한 근막이완과 운동이 중재되지 않으면 오히려 허리 통증이 심해질 수 있습니다. 그러면 다시 코어 근육이 잘 작동하도록 운동하려면 무엇부터 해야 할까요?

5. 호흡

코어가 잘 작동하려면 우리는 호흡부터 다시 재정비할 필요가 있습니다. 호흡이란 숨을 들이마시고 내뱉는 행위로 사람에게 매우 중요한 움직임입니다. 하지만 편안할 때 하는 호흡과 운동을 할 때 호흡은 엄연한 차이가 있어요. 예를 들어 편안할 때 호흡은 가로막을 이용해 배를 내밀었다 들어가는 모습을 보이는 복식 호흡하며 (그림 57, 오른쪽) 운동을 할 때는 산소 요구량이 많아지기 때문에 작은가슴근, 목갈비근, 흉쇄 유돌근 등 보조 호흡근을 사용해 흉곽과 어깨가 들리는 흉식 호흡을 합니다. (그림 57, 왼쪽) 흉식 호흡은 산소 공급은 빠르지만, 일상생활에서 사용하기에 에너지 소모가 너무 심하기 때문에 평소에는 복식 호흡을 이용해요.

하지만 라운드 숄더 같은 잘못된 자세를 취하면 어깨가 말리며 작은가슴근, 앞목갈비근과 같은 목과 흉곽 앞쪽 근육들이 짧아진 위치에 놓여 긴장도가 올라가고 평소에도 흉식 호흡을 사용하게 됩니다. 왜냐하면 라운드 숄더

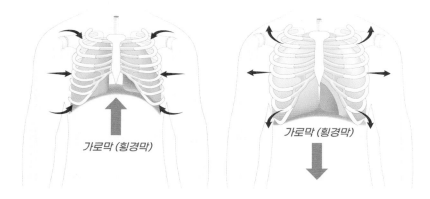

가로막 (횡경막)　　　　　　　가로막 (횡경막)

<그림 57>

자세에서 짧아지는 근육 중 많은 근육들이 흉식 호흡을 할 때 사용되는 보조 호흡 근육이기 때문이에요. 그럼 복식 호흡 패턴보다 흉식 호흡을 자주 쓰게 되므로 복식 호흡에 사용되는 가로막(횡격막)의 활성도가 떨어지고 결국 코어 근육 중 하나였던 가로막이 제대로 움직이지 못하기 때문에 허리를 보호하는 복압을 제대로 형성하지 못하게 됩니다. 이런 이유로 우리는 plank, Bird dog, Curl up 등 코어 운동을 하기 전 호흡 연습을 먼저 해야 해요. 또한 보조 호흡 근육 중 목갈비근과 작은가슴근은 짧아졌을 때 근육 근처를 지나는 신경을 눌러 (흉곽출구증후군) 팔 저림 증상을 유발할 수도 있기 때문에 통증을 가진 분들도 우선 호흡 연습을 하시길 추천해 드려요.

6. 가로막 호흡 연습

그럼 가로막 호흡을 연습하는 간단한 방법을 알려드릴게요. 호흡 운동을 할 때 주의할 점은 첫 번째, 항상 상체에 힘이 빠져 있어야 한다는 것이며 두 번째, 배에서부터 바람이 차올라 마지막에 가슴이 부풀어 올라야 한다는 것입니다. 순서대로 바람이 차지 않고 가슴부터 올라가는 것은 가로막 호흡에 제한이 있다는 것이니 주의하시기 바랍니다.

① 먼저 무릎을 구부리거나 밑에 베개를 둔 후 편하게 눈을 감은 상태로 누워 줍니다.
② 아랫배와 가슴에 손을 올려 둡니다. 이때 온몸에 힘을 다 푼다고 생각하세요. 만약 상체에 계속 긴장감이 느껴진다면 등 뒤에 베개를 넣어 상체를 약간 세워주세요.
③ 천천히 최대한 아랫배 쪽으로 공기를 넣는다는 느낌으로 편하게 숨을 들이마십니다.
④ 가슴 쪽 손은 가슴으로 숨을 들이마시지 않도록 계속 확인해 줍니다.
⑤ 아랫배가 잘 부풀어 오른다면 숨을 천천히 깊게 들이마셔서 배부터 시작해 가슴까지 바람이 차도록 숨을 쉬어 줍니다.
⑥ 자기 전에 진행하는 것을 추천하며 편하게 3~5분 동안 연습하며 3세트 진행합니다.

라운드 숄더가 심한 사람은 심호흡 때 흉곽이 앞으로 부풀어 오르지 않고 목에 힘이 들어가며 위쪽으로 움직이는 느낌이 들 수 있는데 이때는 가슴이 앞뒤로 움직이는 느낌을 잘 느낄 수 있도록 (촉진할 수 있도록) 가슴 위에 작은 수건 하나를 올려 두고 호흡할 때 수건이 위아래로 움직이는 것을 느끼며 진행하는 것을 추천해 드려요. 호흡 운동은 매일 자기 전 3~5분 3세트 연습하시는 걸 추천해 드리며 만약 호흡이 정상적으로 잘 나타난다면 코어 근육 운동을 진행해 주세요.

요점 정리!

1. 척추 중립이란 허리뼈, 흉추, 목뼈가 정상적인 만곡을 유지하고 있는 상태를 말한다.

2. 코어 근육들은 복압(Intra - Abdominal Pressure)를 형성하여 몸통을 안전하게 만든다.

3. 보조 호흡근의 과사용은 흉곽출구증후근을 유발할 수 있다.

4. 허리 부상 이후 재발 방지를 위해서 꼭 운동해주어야 한다.

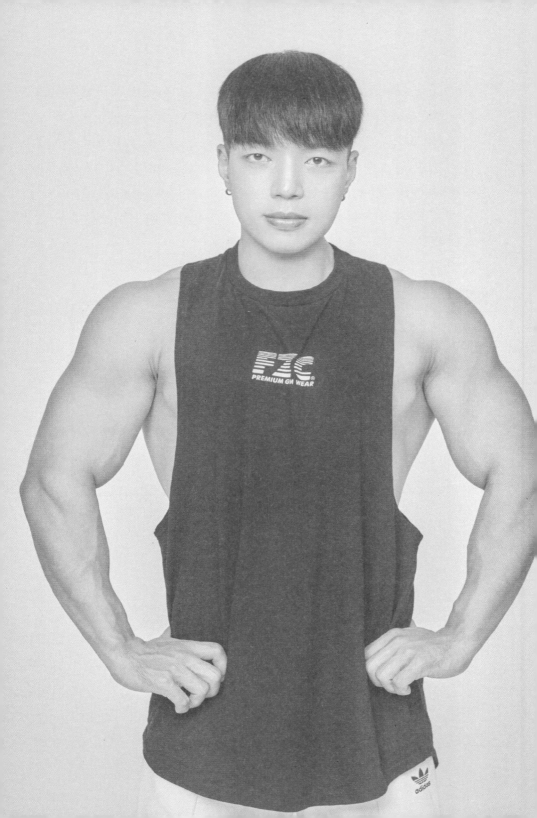

8장

코어 활성화 운동

코어 활성화 운동
몸의 안정성을 높이는 중요한 역할

코어 근육은 척추에 가해지는 수직 압력을 줄이고 몸의 안정성을 높이는 데 중요한 역할을 하므로 허리 통증이 있는 사람이라면 필수적으로 해야 할 운동입니다. 그럼 우선 코어 근육 운동법을 알아보겠습니다.

대표적인 코어 운동으로는 Mcgill 박사의 Big 3운동이 있습니다. 이 운동들은 부상으로 인해 악화되거나 자극을 받을 수 있는 등 부분에 과도한 스트레스를 주지 않으면서 허리 안정성에 관여하는 모든 영역을 효율적으로 다룰 수 있어 추천해 드리는 운동이에요.

1. 코어 운동

그럼 대표적인 코어 운동을 배워 볼게요. 우선 운동 전 허리 통증을 줄이고 척추의 움직임을 부드럽게 하기 위해 Cat-Camel이라는 스트레칭을 먼저 진행하겠습니다. Cat-Camel은 아기처럼 네발로 기는 자세에서 진행하는데 척추에 수직 압력이 가해지지 않기 때문에 다른 허리 스트레칭에 비해 안전하다는 장점이 있습니다. 하지만 허리 통증이 심한 사람은 오히려 디스크가 탈출할 위험이 있으니 전문적인 치료를 받는 것을 권장 드립니다.

(1) Cat-Camel

① 먼저 4족 보행 자세(고양이 자세)를 취합니다.
② 통증이 없는 내에서 10초간 척추를 최대한 둥글게 말아줍니다.
③ 통증이 없는 내에서 10초간 척추를 최대한 아치형으로 만들어 줍니다.
④ 위, 아래 왕복 10회 반복합니다.

(2) Curl Up

대부분 사람들이 알고 있는 컬 업은 아마 크런치 또는 윗몸 일으키기 동작에 가까울 것입니다. 크런치 운동은 전방 코어 근육 즉 복직근을 크게 활성화하지만 허리 통증이 있는 사람에게는 그다지 좋지 않은 운동이에요. 왜냐하면 크런치 운동을 할 때 허리를 중립 상태에서 평평한 상태로 바꾸기 때문에 허리 뒤쪽 구조물에 손상이 있거나 허리 기립근의 긴장도가 높은 사람들에게는 허리 통증을 악화시킬 수 있기 때문이에요.

또한 대표적인 복근 운동인 윗몸 일으키기 운동은 엉덩관절 굴곡근인 장요근의 의존도가 높은 운동이에요. 그렇기 때문에 윗몸 일으키기 운동을 많이 한다면 이쁜 복근이 생기기보다 엉덩관절 굴곡근이 활성화되어 허리뼈의 수직 압박력을 상승시켜 허리 통증이 심해질 가능성이 높습니다.

그래서 전방 코어 근육의 안정화 능력을 향상시키고 집중할 수 있는 수정된 컬 업을 배워 볼 거예요. 이 운동이 힘든 분들은 목과 어깨 뒤에 베개를 받쳐 상체를 세운 상태에서 진행하시면 상체를 올리는 높이가 낮아지기 때문에 난이도를 낮춰 진행하실 수 있습니다.

① 한쪽 무릎을 구부리고 다른 쪽 무릎은 뻗어 등을 대고 눕습니다.
   (현재 저림이 발생하는 다리가 있다면 해당 다리를 뻗어주세요.)
② 구부린 다리 쪽 허리 아래에 손을 놓습니다. 이 손은 허리가 구부러지는지 확인할 수 있는 역할을 합니다.
③ 손으로 허리 아치가 구부러지지 않는지 확인하며 턱을 살짝 당긴 상태에서 어깨뼈가 살짝 떨어질 때까지 상체를 들어 올려줍니다.
④ 10초간 유지한 후 이완하여 원래 자세로 돌아옵니다. 개인의 지구력 및 목표에 맞게 횟수를 줄이며 8-6-4(세트마다 횟수 의미) 또는 6-4-2(세트마다 횟수 의미), 3세트 진행합니다.

(3) 사이드 플랭크

① 옆으로 누워 다리를 구부리고 팔꿈치로 상체를 지지합니다. 자유로운 손은 지지하는 어깨 위에 놓습니다.
② 무릎과 팔꿈치로 체중을 지지하며 엉덩이를 들어 올립니다.
③ 10초간 유지한 후 내려옵니다. 수정된 Curl up 동작과 같이 내림차순 피라미드 세트를 수행합니다.

사이드 플랭크는 몸의 한쪽 측면 근육을 활성화하는 운동으로 척추에 가해지는 힘을 최소화하면서 배바깥빗근, 허리네모근, 중간볼기근 등 측면 안정자 역할을 하는 근육들을 활성화하는 데 효과적입니다.

만약 사이드 플랭크가 쉬워진다면 손을 옆구리 위치로 이동하거나 다리를 곧게 뻗어 진행하는 순으로 난이도를 올려 진행할 수 있습니다. 좀 더 난이도를 올리고 싶다면 사이드 플랭크 상태에서 몸통을 앞, 뒤로 기울이는 롤링 패턴을 이용해 중간볼기근 및 안정자 역할을 하는 근육을 다방면으로 활성화할 수 있습니다.

(3) Bird Dog

코어 근육을 촉진하기 가장 좋은 방법은 복압을 잡은 후 고정된 체간에 대하여 사지를 움직이는 방법입니다. 즉 고정된 몸통에 대해 팔, 다리의 움직임을 추가한다는 뜻인데 이 방법을 이용한 대표적인 운동이 Bird Dog 운동입니다. 또한 이 운동은 코어를 촉진할 뿐만 아니라 어깨와 엉덩관절에 대해 조절된 움직임을 만들어 주기 때문에 매우 효과적인 운동이에요.

① Bird Dog 운동은 네발 기기 자세로 시작합니다. 이때 허리는 중립을 유지하기 때문에 평평하지 않은 아주 약간 아치가 있는 모양을 띱니다.
② 허리가 말리거나 꺾이는 등 어떤 움직임도 발생하지 않도록 하면서 한쪽 다리를 몸통과 평행하게 뒤로 뻗으며 동시에 반대쪽 팔도 몸통과 평행하게 앞으로 뻗어줍니다.
③ 10초 동안 자세를 유지한 후 원래 위치로 돌아갑니다. Bird Dog도 이전 운동과 동일하게 내림차순으로 3세트 진행합니다.

코어 운동은 벤치프레스, 스쿼트, 데드리프트, 밀리터리 프레스 등 모든 운동을 할 때 해당 부위를 집중해서 운동하기 위해 꼭 필요한 근육입니다. 왜냐하면 몸의 중심인 골반과 체간이 잘 잡혀 있어야 사지에서 안정적인 운동이 일어날 수 있기 때문인데요 허리 통증 환자뿐만 아니라 어깨 통증, 거북목, 무릎 통증이 있는 사람들에게도 효과적인 운동이니 항상 꾸준히 하길 추천해 드립니다. 그럼 다들 항상 안전하게 운동하시길 바라며 마지막 장을 마치도록 하겠습니다. 감사합니다.

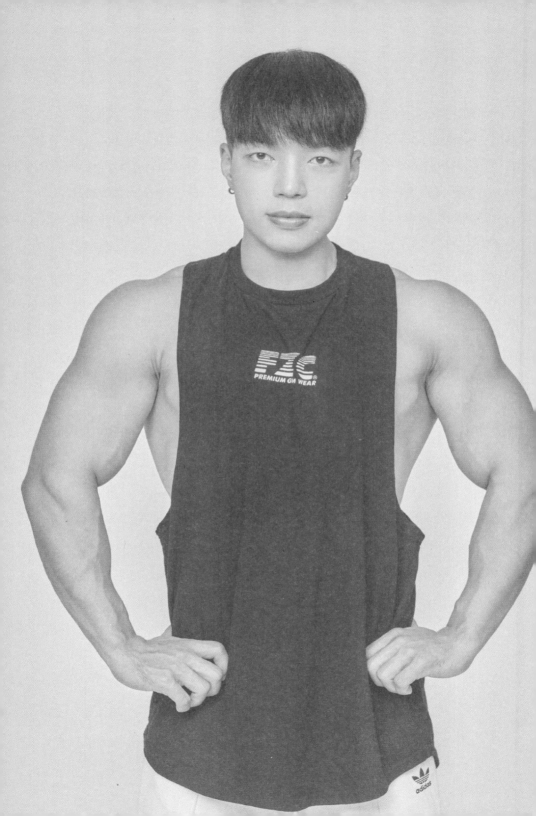

참고문헌

1. KENNETH K. HANSRAJ, MD.: 2014 Nov, Assessment of stresses in the cervical spine caused by posture and position of the head.

2. Janet G travell, M.D., David G. Simons, M.D, Hansraj KK., Myofascial pain and dysfunction, The trigger point manual.: 295-324.

3. Cameron J. Powden, Johanna M. Hoch, Matthew C. Hoch.: 2015, Reliability and minimal detectable change of the weight-bearing lunge test: A systematic review

4. Stephen J. Preece, Peter Willan, Chris J. Nester, Philip Graham-Smith, Lee,: 2013, Herrington & Peter Bowker, Variation in Pelvic Morphology May Prevent the Identification of Anterior Pelvic Tilt

5. McGill, S.M.: 2002. Low Back Disorders: Evidence-Based Prevention and Rehabilitation. Champaign, IL: Human Kinetics: 102-120.

6. P. Khoddam-Khorasani, N. Arjmand, A. Shirazi-Adl: 2020. Effect of changes in the lumbar posture in lifting on trunk muscle and spinal loads: A combined in vivo, musculoskeletal, and finite element model study

7. Donald A. Neumann,, Kinesiology of the musculoskeletal system: 162-163.

8. C. Rivièrea,, A. Hardijzera, J.-Y. Lazennecb, P. Beauléc, S. Muirhead-Allwoodd, J. Cobba,: 2017. Spine-hip relations add understandings to the pathophysiology of femoro-acetabular impingement: A systematic review: 3-5

9. JORGE FLANDEZ, JAVIER GENE-MORALES, ALVARO JUESAS, ÁNGEL SAEZ-BERLANGA, IVÁN MIÑANA, JUAN C. COLADOA,: 2021. systematic review on the muscular activation on the lower limbs with five different variations of the deadlift exercise, January.

10. Gregory Anoufriev.: 2015. The influence of body and head position on the extreme changes in the muscular strength in extremities, January, Gregory Anoufriev.

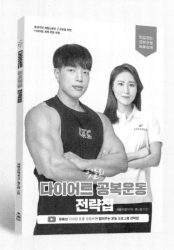

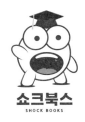

핏블리 운동 자세교정 전략집

© 2022. 핏블리 박수환 all rights resrved.

펴낸날	초판 1쇄 2022년 6월 23일
	초판 3쇄 2024년 6월 27일
지은이	핏블리(문석기)
	박수환
발행인	핏블리
디자인	김소정

펴낸곳	쇼크북스
이메일	moon@fitvely.com

ISBN   979-11-977430-5-4 (13510)

쇼크북스는 독자 여러분의 책에 대한 아이디어와 원고 투고를 기다리고 있습니다.
책 출간을 원하시는 분은 이메일 moon@fitvely.com으로 제안해 주세요.

쇼크북스는 위기를 기회로 만드는 **(주)핏블리**의 출판 브랜드 입니다.